首都国医名师"大师1+1"丛书·第一辑

田从豁针灸思想传真

田从豁　主编

扫码看名师亲授视频

U0259233

北京科学技术出版社

图书在版编目（CIP）数据

田从豁针灸思想传真 / 田从豁主编. — 北京：北京科学技术出版社，2021.2

（首都国医名师"大师1+1"丛书. 第一辑）

ISBN 978 - 7 - 5714 - 1398 - 9

Ⅰ. ①田… Ⅱ. ①田… Ⅲ. ①针灸疗法 – 中医临床 – 经验 – 中国 – 现代 Ⅳ. ①R246

中国版本图书馆 CIP 数据核字（2021）第 026122 号

策划编辑：侍　伟　吴　丹
责任编辑：吴　丹
责任校对：贾　荣
装帧设计：昇一设计
责任印制：李　茗
出 版 人：曾庆宇
出版发行：北京科学技术出版社
社　　址：北京西直门南大街 16 号
邮政编码：100035
电　　话：0086 - 10 - 66135495（总编室）　0086 - 10 - 66113227（发行部）
网　　址：www. bkydw. cn
印　　刷：三河市国新印装有限公司
开　　本：710mm × 1000mm　1/16
字　　数：153 千字
印　　张：10. 25
版　　次：2021 年 2 月第 1 版
印　　次：2021 年 2 月第 1 次印刷
ISBN 978 - 7 - 5714 - 1398 - 9

定　　价：49.00 元

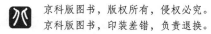

前言

　　田从豁教授是国家级非物质文化遗产"中医针灸"项目代表性传承人、第二批及第五批全国老中医药专家学术经验继承工作指导老师、中国中医科学院著名中医药专家学术经验传承博士后合作导师、第二届"首都国医名师"。

　　田从豁教授是著名的中医大家，临床上针药并用，尤其以针灸及内病外治见长。70年来他始终坚持临床实践，对患者有求必应，以仁心仁术造福了众多中外患者。他师从北京市名中医高凤桐教授和卫生部针灸疗法实验所所长朱琏教授，在20世纪50年代曾遍访全国各地名医，博采众家之长，并熟读古籍，融会多家之法并不断思考创新。在针灸理论上形成了"病证结合""形神并调"等学术思想，在针灸治疗上形成了多种针具、灸具并用及针灸方法灵活应用的特点。

　　田从豁教授的针刺手法细腻灵巧，他重视无痛进针、补泻手法、气至病所等。针对针刺手法传承困难的问题，本书编委会将田从豁教授特色的揣穴手法、进针方法、行针手法、出针方法进行了系统的整理，同时利用现代化的拍摄手段，创新性地应用了多机位、多个角度全程拍摄田从豁教授的实际操作，尤其对手法进行了精准的拍摄，并且，将部分复杂的手法进行分解拍摄，做到重点过程可视化，使读者可以直观地看到田从豁教授的手法操作之形，同时充分领会到田从豁教授的手法操作之魂，即用意、手感、针感等内涵。

本书正文主要分为六章：第一章"献身针坛七十载，从容豁达为薪传"、第二章"田氏针灸心法"、第三章"田氏特色针法"、第四章"田氏特色灸法与贴敷"、第五章"田氏特色疾病诊疗经验"、第六章"田氏学术思想的继承与发展"。其中第三章对田从豁教授最擅长的取穴及最有特色的操作进行了详尽剖析和介绍，同时对复杂细节进行了针对性的拍摄。第五章是在对田从豁教授进行了专门访谈的基础上编写的，并对其擅长治疗的病种进行了系统梳理，均呈现了田从豁教授在临床上真正有效的、需要继承的精髓。

田从豁教授已到鲐背之年，仍坚持临床诊疗，热衷于带教传承工作，在本书的编写过程中他亲力亲为，悉心指导，亲自核实手法的细节内容。针刺手法的拍摄为创新内容，没有经验可循，经常需要反复拍摄，田从豁教授罕有怨言，尽力将自己的手法、经验展示出来，希望能够启发后学，促进传统针灸学术的继承及发扬光大。

本书的编写是由北京科学技术出版社精心组织实施的，交由北京中医药薪火传承"3+3"工程田从豁名老中医工作室完成，期间一直得到北京针灸学会的大力支持，在此表示感谢！

目录

【第一章】

献身针坛七十载，从容豁达为薪传

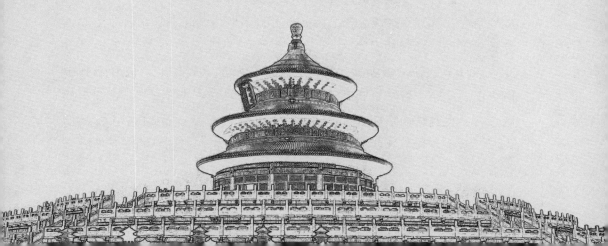

田从豁（1930—），是著名中医大家，其针药并用，尤以针灸和内病外治见长，是国家中医药管理局第二、五批全国老中医药专家学术经验继承工作指导老师，中国中医科学院中医药专家学术经验传承博士后合作导师，中国针灸学会、北京针灸学会顾问，北京针灸学会穴位贴敷专业委员会高级顾问。从事医疗、教学、科研工作 70 载，临床注重中西医结合和内外并治，医疗上针、灸、药并施，造福患者，誉满全球。曾作为主要参与人研制"冬病夏治消喘膏"，1979 年在国内外首次推广应用"冬病夏治"的治疗法则。2013 年 12 月，获北京市卫生局、北京市中医管理局授予的第二届"首都国医名师"荣誉称号。

一、少染重疾志岐黄，抗美援朝结针缘

1930 年 8 月，田从豁出生于河北省滦南县大富各庄的一个农民家庭。其外祖父曾是村中的秀才，自田从豁幼时即教其识字和传统国学知识。农村生活条件艰苦，缺医少药，加之战乱频仍，百姓治病只能靠乡间郎中和中药土方。田从豁有一位亲戚是乡村郎中，他经常在旁观看这位亲戚为患者治病，很小就知道医生因为救死扶伤而受到大家的普遍尊敬，中医药能解救患者的疾苦。长期的耳濡目染，使他很早就产生了对医生的钦佩和羡慕之情。10 岁那年，他不幸身染痢疾，上吐下泻，病情危重，几近丧命，经针灸、中药治疗方获痊愈。这件事情对他触动很大，他因此立志长大要学医，要用医术解除自己、家人和乡亲们的病痛。

1947 年，17 岁的田从豁考取中国医科大学西医内科学专业。通过系统学习，打下了坚实的西医学理论基础。上学期间，适逢中国人民解放战争之辽沈战役如火如荼之际，他和许多同学一起参加了解放军的医疗救护工作，并立功受奖。

1951 年，抗美援朝战争激战正酣，田从豁大学毕业，被分配到中国人民志愿军一分部直属医院任军医。当时因战斗补给困难，志愿军缺医少药，尤其缺少临床医生，田从豁一人就要负责一个山洞中 126 名伤病员的救治工作。这些伤病员多数患有内科疾病，但药品的匮乏使许多伤病员无药可用。在这种情况下，田从豁曾学过的那点儿中药、针灸知

识有了用武之地。因战场上的饮食条件不好，患急性胃肠炎的人较多，他就采来草药马齿苋煎汤让患者服用，还将动物骨骼焙干研粉配服，同时针刺足三里、委中放血，竟然收到意想不到的效果。虽然当时他并未系统学习中医，运用中药、针灸实属救急之尝试，但针灸的神奇疗效让他感受到了中国传统医学的强大魅力。

田从豁由于在朝鲜战场运用针灸、中草药治愈很多伤病员，并在战俘营积极主动开展医疗救治工作，表现突出，荣立二等功。这段难忘的经历不仅使他经受了战争的洗礼、坚定了革命的意志，同时也使他与中医针灸结下了深厚的缘分。

二、寻拜名师求高义，勤求古训苦钻研

1952 年，田从豁从朝鲜战场回国后，主动联系了时任卫生部针灸疗法实验所（中国中医科学院针灸研究所的前身）秘书的王雪苔，向他提出进一步专门学习针灸的想法。朱琏所长得知此事后，非常支持，同意他到卫生部针灸疗法实验所学习。田从豁先后拜所长朱琏和副所长高凤桐为师，从此开始了系统学习中医针灸的历程。

田从豁的第一位老师朱琏，是一位具有传奇色彩的知识女性。她不仅是一位针灸大家，还是中国共产党的优秀党员。中华人民共和国成立初期，朱琏历任中央防疫委员会办公室主任、卫生部妇幼卫生司副司长、卫生部针灸疗法实验所所长、卫生部中医研究院（现为中国中医科学院，下同）副院长兼针灸研究所所长、广西壮族自治区南宁市市委常委、副市长等职，是中华全国妇女联合会执行委员、中国人民政治协商会议第五届全国委员会委员。

田从豁系统地跟随朱琏老师学习了 3 年，从朱琏老师的身上学到了许多宝贵经验，获益良多。朱琏老师的医德医风和奉献精神也给他留下了深刻的印象，成为他日常行医的风格；朱琏老师不能偏废临床的观点更是深深地影响了他的一生，成为他从事针灸工作的行动准则。他认为，针灸医生一定不能离开临床，如果不能为患者解除病痛就不配医生的称号。

《新针灸学》是朱琏老师在长期的临床实践中编著的针灸学专著，

自 1951 年出版后，历经多次修改和再版，深受读者欢迎。在朱琏老师去世前，田从豁为其整理第 3 版《新针灸学》时，她与田从豁谈到有关针感的问题。朱琏老师认为获得针感包括三个方面。第一是气至病所，针灸的主要作用是对神经系统的调节作用，所以针刺时必须要达到"气至病所"；特别强调针刺时要寻找针感、控制感传，只有出现针感才能起到调节神经系统的作用。第二是保持交流，即在针刺时要和患者保持交流，对患者进行适度的诱导，让患者集中注意力，感受针刺时机体产生的反应，从而促进针感的产生。第三是针后要有舒适感，而且这种感觉不仅仅是局部的，应该是全身心的舒适和放松。正如许多患者针刺后所描述的，"针完后全身舒服，感觉身上的不适、沉重感、紧张感、压迫感完全消失了，十分轻松"。朱琏老师还强调，"针灸应该是一种享受，只有做到这点才能真正达到针灸治疗疾病的目的"。朱琏老师的这些体会对田从豁的针灸临床，以及针感、治神等临证观点的形成和发展产生了深远的影响。

朱琏老师对田从豁的影响还体现在许多方面。如她重视科研工作，早在 20 世纪 50 年代即开展了针灸对疟原虫的抑制、对人体补体的影响以及对血吸虫病治疗中锑剂中毒的解除作用等实验研究；她重视灸法，并对施灸方法进行改革；她以埋针治疗顽固性疼痛；她注意调节神经系统的功能，等等。这对田从豁后来在繁忙的临床工作中仍不忘科研工作起到了示范和表率作用。田从豁在临床中重视灸法，多采用头针和头部穴位治疗疾病，特别是治疗一些自主神经系统功能紊乱方面的疾病，这些都是受朱琏老师影响的结果。

田从豁的第二位老师高凤桐（1887—1962），原名高云麟，北京人，是擅长针药并用的著名老中医。高老不但学识渊博，学术思想也颇活跃，不拘泥、不保守，与西医团结合作，非常融洽。他在半个多世纪的医学生涯中，逐渐总结出一套完整的、与实践密切结合的针药并用的理论，对内、妇两科疾病的治疗积累了丰富的临床经验。高老尤长于针灸，且对针灸有独到的研究。他潜心研究穴性，注重手法，以中医理论为指导，经络学说为基础，提倡理、法、方、穴、术一体化的辨证施治，对针灸医学的继承发扬做出了一定的贡献。他编写的《针灸中药经验证治》以及参与编写的《针灸学简编》两部专著，是他学术思想和临床经验的总结。

高老治学有方，诲人不倦。他热心培养学生，对学生言传身教，要求严格；传授经验，毫不保留。他经常在家中为弟子讲解中医经典，使学生受益匪浅。高老在针灸治病时取穴少，进针相对较浅，要求气至病所；强调练气功，针刺时气运到手，通过针体，催使气至。临诊时，只针不药可效者则不用药物；须用药时亦廉平精简，竭力减轻患者的经济负担。出诊不分寒暑昼夜，不避风雨冰霜，但有求诊者，立即前往，不计报酬，如此数十年如一日。高老的中西医结合的治学态度、针药并用的诊治特点、少而精的取穴方法，以及高尚的医德等，极大地影响着田从豁医德、医术、医法的形成与发展。

在跟随朱琏、高凤桐两位老师学习的 10 年时间里，田从豁每日白天跟随老师出诊，晚上坚持学习中医和针灸基础理论，总结白天看到的病案，反复思考和揣摩。在此阶段，田从豁主要精读了《黄帝内经》《伤寒论》《难经》《针灸甲乙经》《肘后备急方》《诸病源候论》《外台秘要》《铜人腧穴针灸图经》《针灸资生经》《针灸大成》《针灸大全》《备急灸法》《脾胃论》《东医宝鉴》《本草纲目》《针灸集成》《神灸经纶》《张氏医通》《古今医案按》《理瀹骈文》《串雅内编》《串雅外编》《医林改错》等古典医籍。对于经典，田从豁强调要有所侧重，不能泛泛而读，知识面要广，但专业一定要专。通过此阶段的学习，田从豁打下了坚实的中医基础。

三、深入民间遍求访，融会百家化临床

除跟随朱琏、高凤桐两位名师学习外，1953—1954 年，因一特殊机缘，田从豁得以遍行大江南北，遍访全国各地名医，博采众家之长。卫生部中医研究院成立前，计划从全国各地吸收名老中医及临床经验丰富、有特色的中西医人才。当时的领导考虑到田从豁既懂中医又懂西医，能较为客观地看问题，故派他到全国各地考察。田从豁利用这一机会，在为卫生部中医研究院寻找人才的同时，向各位名家虚心求教，博采众长。他拜访过中南地区的杨济生、孙惠卿、米幹青、王瑞卿，华东

地区的承淡安、陆瘦燕、赵尔康，西北地区的黄竹斋、高云鹏，华北地区的郑毓林、王乐亭、王易门；以及针药并用的专家叶心清、赵锡武、冉雪峰、钱伯煊，按摩师卢英华、丁伯玉等名医。其中承淡安、陆瘦燕、叶心清、王乐亭等都是近现代著名的针灸大家，承淡安更是被誉为"中国针灸一代宗师"。在这 2 年间，田从豁认真做笔记，悉心整理各家的学术经验和针灸技术，这也使他的针灸理论知识和临床技术得到了极大的提高。如，他在杨济生处学到站立位针刺环跳治疗下肢疼痛，抬上臂至水平位针肩髃治疗肩周炎等；在郑毓林处学到烧山火和透天凉等特殊针刺手法的操作；在叶心清处学到针刺时重视轻刺激、用乌梅丸治疗偏头痛等；在孙惠卿处学到梅花针疗法（后因孙惠卿方法独特及经验丰富，田从豁向上级部门推荐，将其调入卫生部中医研究院针灸研究所）。这些宝贵经验对田从豁后来的学习和工作帮助很大，直到现在还指导着他的临床工作。

1953 年，田从豁担任武汉"中南针灸师资训练班"针灸教员，该训练班中有很多学员是当时已经成名的中医师，他们后来成为各地针灸临床和教学的骨干。田从豁充分利用这一难得的机会与他们交朋友，一起切磋、探讨中医及针灸知识，交流学习体会，并认真收集整理，从中学到了许多宝贵的经验。

田从豁认为学中医要有悟性，如何提高悟性呢？他认为一要有丰富的文化底蕴，知识面要宽；二要勤奋，多读书，除医学书籍外，有关中国文化、历史、哲学、辩证法等方面的书籍都应有所涉猎。只有自身素质提高了，具备了完备的思维能力，才能在诊病时考虑周全，才能在复杂的疾病面前抓住主症，或针或药，立起沉疴。他常说："能否将其他学科的知识灵活地运用到自己的工作中去，就靠自己的悟性了。"田从豁认为每个人经过努力都会有自己独特的一些东西，在临床、生活中要注意收集各种信息，从中受到启发，使之成为自己的经验。

四、皓首穷经成体系，德高技精重特色

在老一辈针灸工作者的言传身教下，在长期孜孜不倦地学习与大量临床实践中，田从豁汲取各家之长，并在临床中灵活运用，逐渐加深对

针灸学的理解与感悟，形成了自己的学术观点和经验特长。如，辨证论治，谨守病机；正治反治，灵活运用；调整阴阳，以平为期；调理脏腑，整体治疗；调和气血，调和营卫；扶正祛邪，疏通经络；调畅气机，中焦为枢；疑难杂症，从痰论治；重视腹部与背部腧穴的运用等。

田从豁认为疏通经络是针灸治疗的基本作用。正常情况下，经络"内灌脏腑，外濡腠理"，维持着人体正常的生理功能。各种原因导致的经络阻滞或经络空虚，可以引起疼痛、麻木等病变，此时可以取相应的经穴进行调整，包括循经取穴与局部取穴。

气血是构成人体最基本的物质，气血调和，五脏六腑才能发挥其正常的生理功能。调和气血是治疗疾病的中医方法，也是治疗各种复杂疾病的切入点。田从豁根据自己多年的临床经验，总结出将膈俞、肝俞、脾俞、肾俞（简称"背俞四穴"）作为调理气血主穴的配穴组方。

田从豁认为，针灸治疗无论从哪个角度论治，目的都在于恢复机体的平衡状态，即"以平为期"，而要达到平衡，就要先找到不平衡之所在。因此，临床辨证很重要，辨证是治疗的基础，辨证要与辨病相结合，但需以辨证为主。例如，对于荨麻疹，总的治疗原则是调和气血，调和营卫，同时根据不同的证候表现将其分为风寒、风热以及日久兼有虚证者，对此，应分别选用不同的治法、方药和腧穴。

对于某些久治不愈，甚至难以诊断的疑难病证，田从豁多强调从痰论治，因为"无痰不作祟"，选穴多用足阳明经的络穴丰隆，沟通脾胃两经，健脾胃而化痰浊。另外，对于某些辨证准确、选穴正确，却疗效不佳的疾病，要考虑是否存在刺激量不足的问题，若是，就要加大刺激量，如采用双针刺法、丛针刺法、放血疗法、火针疗法等。

由于阴阳之间在生理上相互依存、相互转化，在病理上相互影响，田从豁在临床治疗中经常强调应注意两方面：一是注意协调人体内的阴阳平衡关系，"阴阳互根"，在补阴时注意补阳，在补阳时注意补阴；二是在针灸治疗中，注意应用腧穴的特性和作用，达到"从阴引阳，从阳引阴"之目的。

在针灸技法上，田从豁不仅对毫针的运用炉火纯青，对其他针灸技法如梅花针、芒针、火针、放血疗法、刮痧、拔罐、钩针等也颇有研究。他保存了自 20 世纪 50 年代以来的各种特殊针具和器械，并在临床中加以应用。如用钩针治疗咽炎、咽部异物感，用磁梅花针治疗局部麻木，用电热刮痧治疗小儿咳喘等。

田从豁尤对灸法和穴位贴敷疗法研究精深，一直重视灸法和贴敷疗法的应用。他从 20 世纪 50 年代中期开始研究用贴敷疗法治疗呼吸系统疾病，1978 年，他总结了 6 年间对 1074 例患者的临床观察，执笔撰写《冬病夏治消喘膏治疗喘息型气管炎和支气管哮喘的临床研究》一文，署名"中医研究院广安门医院（以下简称"广安门医院"）呼吸组"，发表于《新医药学杂志》1978 年第 5 期。1979 年，在全国针灸针麻学术讨论会上，田从豁首次宣讲"冬病夏治"的概念，将这一治疗原则向国内外推广。在灸疗仪器的改良应用及灸材的研究方面，田从豁也做了许多工作，他经常亲手制作各种改良的灸器，并一直坚持在临床中应用。

田从豁非常重视手法，他认为作为一名针灸师，手指灵活、指力好是基本要求。从初学针灸到现在，田从豁每天都坚持练习三指捻动的基本功，且是双手同时练习，因为临床有时需要双侧同时做手法。

田从豁强调针灸医生要练好气功，他认为"针灸中的气功也是一种技巧，与绘画、书法类同，都是手工操作。手工操作就要讲技巧，重神韵"。他认为气功并不像有些人想象得那么玄妙。作为一名针灸医生，运用气功就是运用意念将精气神凝聚到手指，用医生的正气去调整患者的邪气。针灸练气就是要多练针、多操作、多实践，在治疗患者的过程中，通过了解患者的体会提高针灸的疗效，达到针灸治病的目的。

在临床中，田从豁注重理、法、方、药、穴、术的有机结合，主张当针则针，当药则药，或针药并用，或中西医结合治疗；同时他特别强调要以患者为本，将主动治疗与被动治疗相配合；并提出治形与治神相结合，认为针灸临床中的"治神"包括一般所讲的医德内容，"形神并调"即是医德和医技的统一，并将这一思想贯穿于整个医疗实践中。他的真诚态度和高超的医术，感动了众多患者，他们中很多人成为田从豁的朋友。

五、医教研著七十载，独为针灸奉心香

1953 年，朱琏所长亲自提议让田从豁留在卫生部针灸疗法实验所工作，田从豁从此正式转业。转业后，他被朱琏派到武汉"中南针灸师资训练班"任教员。训练班结束后，田从豁又被派去承德市，在当时的热河省立医院（今承德医学院附属医院）工作。在那里他创建了针灸科，并任负责人，同时兼任热河医学专科学校（今承德医学院）的针灸教师，开展针灸教学工作，使得热河医学专科学校成为当时全国西医院校中开展针灸专科医疗和教学工作的首批单位之一。他还自己编写针灸教材，虽然限于当时的印刷条件，教材是油印的，但它毕竟是全国第一本供西医院校用的针灸教材。他还多次在全省开办针灸学习班和中医进修班，为普及针灸做了大量工作。

1954 年，他作为卫生部针灸疗法实验所精神病研究组的主要成员之一，到河北省保定市开展针灸治疗精神病的研究。他与李舜伟一起进行深刺风府、哑门治疗精神病等疑难病证的研究，并将该疗法推广到全国。后因在推广过程中，出现刺入延髓和刺破动脉等事故，该疗法不再被推荐使用。

1960 年，卫生部中医研究院在广安门医院现址处组建了针灸外科研究所，建立了有近 100 张病床的针灸病房，成立了 5 个研究室，分别对脊髓空洞症、溃疡病、哮喘、近视以及灸法和针刺手法进行临床和实验研究。时任主治医师的田从豁跟随黄竹斋、张纯亮等老一辈针灸名师参加了针灸治疗中风半身不遂和哮喘的研究工作，并负责开展新中医针灸体系下的医疗与研究工作，整理发表近 10 篇学术论文。

1979—1986 年，田从豁任广安门医院针灸科主任。1986 年退休后，仍坚持出诊和培养针灸人才。他从来不考虑自己的身体情况，对于各种需要宣讲的课程，每次都认真准备，亲自撰写讲稿，对于课程中大家的提问都热情、耐心地讲解。他每次讲课都座无虚席，深受学生和医生的欢迎。

自 1953 年至今，田从豁在国内外各种刊物上发表论文 60 余篇，主编学术专著 10 余部，参与编著针灸、中药、科普等著作多部。1985 年

他主编的《针灸医学验集》出版，并在国内引起强烈反响，郭沫若为该书题词"把古典医学与外来医学相结合，增加人民的健康，是社会主义建设的重要任务"。针灸前辈鲁之俊为之作序，针灸前辈朱琏的爱人陶希晋（中国老一辈法制工作领导者、当代著名法学家）为之题跋。1987年，田从豁、臧俊岐编著的《中国灸法集粹》出版，此书是国内较早出版的灸法专著，荣获北京市科技进步三等奖，卫生部部长钱信忠为之作序并给予很高的评价。田从豁笔耕不辍，1997年出版了《古代针灸医案释按》，2000年出版了《田从豁临床经验》，2009年出版了《中国现代百名中医名家丛书：田从豁》，2010年出版了《中国贴敷治疗学》。2011年他的《古代针灸医案释按》再版；2013年他与臧俊岐编著的《中国灸法全书》再版。2014年田从豁作为主审出版了《田从豁针灸治疗皮肤病效验集》。2015年出版了《田从豁60年针灸秘验实录》《仁心圣手——田从豁》等著作。2016年出版了《针药大师——高凤桐》。

田从豁为国内外培养了大量的针灸专业人才和研究生，其中有刘保延、王映辉等。他的研究生或学术继承人王寅、许培昌、刘志顺、章珍珍、李其英、李以松、邵淑娟、张秀英、箱岛大昭、谭东连、林海、赵宏、杨涛、王蕊、张维等，均已成为针灸专业的学科带头人或学术骨干。田从豁教授为国家中医药管理局第二、五批全国老中医药专家学术经验继承工作指导老师，中国中医科学院著名中医药专家学术经验传承博士后合作导师，继续为针灸事业的薪火传承奉献着自己的力量。

田从豁为针灸事业的发展做了大量建设性工作。自20世纪80年代起，他先后参与组建中国针灸学会、北京针灸学会，为世界针灸学会联合会及北京针灸骨伤学院（2000年并入北京中医药大学）的成立做了大量的工作，不遗余力地促进针灸事业在国内外的发展。1985年筹备成立中国针灸学会时，他兼任办公室主任、大会秘书长，后当选为中国针灸学会常务理事兼副秘书长，还曾担任中国针灸学会第五届理事会顾问。1988年参与筹建北京针灸学会，历任北京针灸学会第一届至第四届常务理事，并筹建了穴位贴敷专业委员会，历任穴位贴敷专业委员会第一、二届主任委员，第三、四届顾问，主持制定了穴位贴敷疗法国家标准。在此期间田从豁教授承担着学会委托的大量培训任务，常常奔赴全国各地进行授课，至今仍活跃在讲台上。

六、中医针灸出国门，国际传播视己任

自20世纪50年代起，田从豁即以中国针灸专家身份先后到罗马尼亚、波兰、阿尔及利亚、法国、瑞士、日本、泰国、意大利、西班牙、美国等十几个国家进行医疗、教学工作，是我国最早派往国外工作的针灸专业人员之一，曾得到周总理、陆定一等国家领导人的接见和教诲。

1965年，田从豁作为第一批援外医疗专家被派到非洲的阿尔及利亚，在阿尔及利亚西部的马斯卡拉医院工作了2年。在当地人对针灸毫无所知的情况下，他以认真的态度、高超的技术和良好的服务使当地人逐渐接触针灸、了解针灸、接受治疗、相信针灸、学习针灸，为针灸走出国门进行传播和推广起到了重要的作用。

1980年，田从豁受胡耀邦总书记委托，到瑞士的日内瓦总医院参加智利著名画家、中国人民的老朋友何塞·万徒勒里先生的抢救工作。经过精心治疗和调养，身患重病、生命垂危的何塞·万徒勒里先生痊愈出院。这一消息经当地报纸报道后，不仅传遍日内瓦、使得驻日内瓦的各国大使纷纷要求尝试针灸治疗，而且轰动了世界医坛，引起世界卫生组织对针灸的重视，促进了北京、上海、南京的国际针灸培训中心的顺利建立。

1979—1984年，田从豁作为北京国际针灸培训中心的副主任，亲自为培训班编写教材、讲稿，并亲自授课。他在坚持门诊工作的同时，参与北京国际针灸班的教学工作，接待了一批又一批的外国同行，时常忙得不可开交。如今，他对医院里给外宾讲课的工作，仍是有求必应。

1987—1988年，田从豁应邀赴日本开展针灸治疗及讲学，受到札幌市市长的热情接待。1988年西班牙针灸学会授予田从豁名誉理事证书。1992—1997年，田从豁作为意大利罗马针灸治疗中心的针灸专家，在罗马从事针灸教学及临床工作，并先后出版《传统针灸》（西班牙文版）及《针灸百病治疗经验集》（西班牙文版），使针灸疗法在欧洲得到广泛的传播。此后，田从豁还多次赴西班牙、美国、波兰、泰国、韩

国等国家开展针灸治疗和讲学。另外，田从豁还时常为来华的国际友人进行针灸治疗。2003年5月，他使用针灸给来华访问的阿富汗副总统纳马图拉·沙拉尼治疗关节疼痛，获得好评。田从豁就是这样——哪里有针灸教学和医疗的需要，他就出现在哪里，默默耕耘，无私奉献。

从医、执教70载，田从豁始终遵循着他的座右铭："治病救人，医德为先；勤求古训，博采众方；针药诸法，灵活选用，尊古而不泥古，要通常达变。"有人送其对联："丹心妙手神针艺传海内外，治病救人济世德被千万家。"田从豁教授为针灸事业的传承与传播鞠躬尽瘁，为后学之楷模。

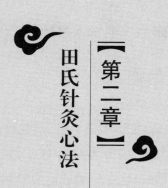

【第二章】

田氏针灸心法

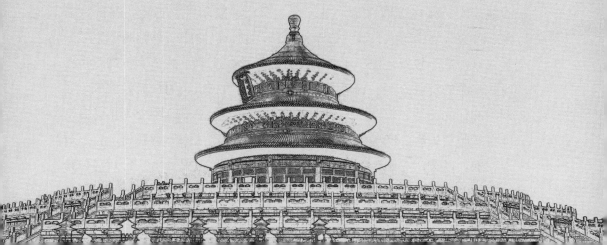

一、田氏诊治疾病的主要学术思想

田从豁教授的学术思想主要体现在两方面：病证结合、形神并调。

（一）病证结合

田从豁教授十分重视西为中用，中西医结合，运用现代医学知识结合中医辨证诊治患者。他在几十年的临床实践中，衷中参西，积极探索，将西医的病因病机理论与中医辨证论治体系融为一体，形成了独特的辨病诊治方法。他认为辨识疾病基本病机是辨病的重要内容，目的是确立治则治法，指导辨证论治。西医学认为，同一类疾病有着共通的发生发展变化规律，抓住其病理机制，有助于确立针灸的辨病论治原则和方法，能够取得更好的临床疗效。

田从豁教授在长期的临床实践中，总结出了一系列针对各种疾病的穴方及相应的刺灸方法，临床疗效确切。如针对哮喘患者肺气上逆的病机，他总结出孔最、天突、定喘和夹脊穴穴组以止咳平喘，同时在以上诸穴上进行特定的手法操作，疗效更佳。针对癫痫患者脑髓失衡的病机，确立了针灸通督调神的治法，取穴以百会、风府、大椎、陶道、无名（此穴位于第二胸椎棘突下凹陷中，故又名"二椎下"。下同）、长强等为主穴。针对痹证局部气血经络不通、本虚标实的病机，确立了"局部取穴，以治其标；益气扶正，以治其本"的治法，在选取穴位上，扶正包括两组处方：①肓俞、阴交、水分（脐周四穴）；②膈俞、肝俞、脾俞、肾俞（背俞四穴）。局部取穴则根据疾病不同分而治之：颈椎病选取肩井、风池、天柱、颈百劳、肩外俞、肩髎、肩髃、天宗、曲池等穴，腰痛选取肾俞、关元俞、命门、腰阳关、志室、腰部夹脊穴、秩边、委中等穴，膝骨关节病选取鹤顶、内膝眼、外膝眼、阳陵泉等穴。田从豁教授还提出了关节三针的概念，明确了关节三针的穴位组成和相应的针刺方法。针对月经病冲任失调的病机，田从豁教授确立了调理冲任的治法，取穴以气海、关元、外陵、归来、三阴交为主。针对脾胃病脾胃失和、脾虚气滞的病机，他确立的治法为健脾和胃、行气导滞，取穴以梁门、中脘、下脘、气海、天枢、足三里为主。针对荨麻疹气血亏虚、风邪袭表的病机，田从豁教授确立了祛风止痒、养血扶正的治法，具体取穴以大椎、风池、风市、曲池、血海、三阴交、足三里、中脘为主，同时配合神阙拔罐以祛风止痒、发泄热邪。

田从豁教授认为，疾病的分期治疗就是根据疾病不同阶段的病机演变特点进行分期，在此基础上，对每一期再根据病因病机的侧重点不同而辨证论治。这种方法适用于病程较长或病理演变具有明显阶段性的疾病。根据不同疾病在各期的病机特点，田从豁教授分别确立了不同的治疗原则。如他在治疗支气管哮喘时，急性发作期以平喘为先，祛邪为辅；慢性持续期以益气扶正为主；缓解期的治疗特点则是重用灸法，长期治疗，同时配合穴位贴敷疗法维持疗效。他在治疗癫痫时，发作期以醒神开窍为法，治疗时多取人中、百会、合谷、太冲等穴；间歇期以通督调神为法，多选用百会、风府、大椎、陶道、无名、长强等穴，在主穴的基础上，再根据患者具体情况选用配穴。

在辨病的基础上，田从豁教授强调脏腑辨证、经络辨证、八纲辨证、气血津液辨证各有所长，针灸临床中要择宜而用。他在进行脏腑辨证时有以下特点：①重视脏腑之间的相互关系，治一脏调五脏，多取五脏俞穴治疗各种疑难杂症；②重视扶正补虚，多选取补益脾肾的穴位，同时善用拔罐、走罐、艾灸等方法来激发脏腑经气，培补正气。

（二）形神并调

田从豁教授从多年的学习和临床经验出发，领悟到针灸治疗过程不单是一个简单的物理刺激过程，它既有局部的治疗作用，也有整体的治疗作用，它更是对患者形体和神识进行共同调节的过程。田从豁教授特别强调，针灸要以患者为本，医患互动，主动治疗与被动治疗相配合，同时将形神功能的协调当作治疗的目标，并将这一体悟贯穿于整个医疗实践中，逐渐形成了"形神并调"的学术思想。

田从豁教授临床中强调的"形"是指中医四诊所获得的脏腑、经脉、形体、孔窍的形态结构资料，主要是指眼睛能够看到、手可以触摸到的实体；在针灸临床中，指针尖到达的部位，从外到内主要包括皮、肉、脉、筋、骨。他认为"神"在针灸临床中含义广泛，为人体生命功能活动的外在表现；在针灸理论中指经脉和脏腑的功能活动；在临床实际应用中将其分成若干部分，才能有的放矢。比如五脏神专指五脏功能活动的外在表现，"安神"之神则是指精神思维活动的外在表现等。

形神关系在生理上相互依存、高度协调。《黄帝内经》时期的古代医家已经认识到形与神俱存，是保持人生命健康的方式，养生的目的是使各部分的功能保持健康旺盛。形是神的载体，是神存在和变化的基础。神是形生命力的外在功能表现，影响并支配形的功能。二者相互依存，并在功能上高度协调，才能维持人的健康。同时《黄帝内经》中还特别提到了五脏和神的一方面——情志的关系。如《素问·阴阳应象大论》记载"人有五脏化五气，以生喜怒悲忧恐"，说明这种神的功能是由五脏气血所主的，情志的表达是依赖脏腑生理功能的。

形神关系在病理上表现不同，互为因果。不同的病因和病邪对人体造成的损伤是不同的，有的易伤形体，有的易导致功能失调，即伤神，也有的会致二者均损伤。如《素问·阴阳应象大论》载"故喜怒伤气，寒暑伤形，暴怒伤阴，暴喜伤阳……喜怒不节，寒暑过度，生乃不固"，说明不同的病邪伤人体的具体部位不同，不加以节制则均会对人体产生不良的影响，其中外邪易伤形，而情志易伤神。形是神的载体，是神存在和变化的基础，是机体各种运动形式的基础，形体的变化会造成神的改变；神是形生命力的外在功能表现，它同时能够支配并影响形体，因此神的病变也会影响到形的存在方式。

精神因素对人体健康的影响巨大。田从豁教授在临床中强调精神因素的影响，要求医生和患者进行有效互动，重视和患者的交流，将患者认为最突出的症状优先解决，争取将临床效果最大化。对于确属疑难的疾病，则先从患者的伴随症状出发，帮助患者树立信心，往往可以事半功倍。

田从豁教授强调形、神之间有着密切的联系，二者相互依存，相互影响。生理状态下二者协调一致，病理状态时二者产生不同的病理变化，并可互相影响。他在针灸临床治疗时，通过调形修复局部组织的病变，通过调神恢复脏腑经脉气血的协调。二法共用，形神并调，以使患者达到"形与神俱、高度协调"的状态。

在临床治疗中，田从豁教授第一步强调"守神"，认为这是针灸取得疗效的关键。"守神"既包括守医生之神，也包括守患者之神。他强调针灸医生的自身修养、心理素质、行为方式、言谈举止都会对针灸效应和临床疗效产生巨大的作用。因此要求医生不仅要有过硬的医疗技艺、旺盛的工作精力，而且要有良好的职业素养。若要在治疗中做到守神，就要求医生平时要多看、多读、多悟，不断提高临床水平。同时日常应锻炼"心力"，达到临床时灵活有效控制刺手的能力。"心力"是指用针时力量从丹田发出，沿胸部、肩部、上臂、前臂，到达手指，是田从豁教授强调弟子们要经常练习的。接诊患者时，医生要心态平和，耐心和蔼；在针灸操作过程中，医生要平心静气，专心致志，操作轻柔敏捷，一丝不苟。针刺前应切循取穴局部及周边的经络，审察血脉，寻找反应点，以协助诊断和散局部瘀滞，也有助于帮助患者守神于针刺之处。施针时医生要守神，即神志专一，精神内守，针入人体时神也随之而入，针入后细致体察针下感觉，并密切观察患者的精神状态。田从豁教授同时强调，患者要配合医生，有效互动，治疗时要充分信任医生，体位舒适，以促进气至病所。

田从豁教授指出，临床"调形"先要审察形病的特点，再在局部施以不同的治疗。即针对不同部位的病证，首先要看或扪循，找到具体的病变所在，视其位置、大小、深浅、软硬、寒热情况，取穴的部位可在病变所在之处及周围组织，不拘泥于腧穴。

针对不同部位的病变组织，应采用不同的针具和刺灸法。一般皮肤表面的病变选用毫针围刺或火针点刺，黏膜的病变选用钩针挑刺，皮下包块的病变选用毫针齐刺或旁针刺，血脉的病变选用三棱针点刺或火针点刺，筋病选用毫针恢刺，骨病选用毫针短刺。

田从豁教授注重临床"调神"，强调精神因素对人体的影响，因此重视"安神""畅神""益神"等法的选用，选穴上多取头部腧穴。另外田从豁教授还强调五脏神的特殊作用，重视背俞穴的使用。同时田从豁教授重视督脉、任脉对神的调整作用，重视腹部、背部腧穴的使用。在"调神"时重视操作手法和针感，要求尽量气至病所，或者针尖指向病所。在针刺时和患者保持交流，对患者进行适度的诱导从而促进针感的产生。这样针刺后患者往往能得到全身心的放松。

二、田氏针灸手法特点

"针之要，气至而有效，效之信，若风之吹云"，针灸治病，全凭一根针、一炷艾，因此针法的精湛和辨证的准确是田从豁教授治病取效的关键。田从豁教授针刺时手法考究，针法玄妙，现将其针刺手法特点总结如下。

（一）强调练针先练气

古人云："养吾浩然之气。"气即精神，练气就是练神，田从豁教授主张从事针灸者，必须练好身体，练好气功，针灸疗效的好坏不仅取决于辨证施治，还取决于押手和刺手的手法及功力，要借助腕臂之力，甚至运动全身之力于指端，才能使针体轻巧而无痛楚地刺入穴位，因此，必须聚精会神，意守丹田，练就运气的技巧以及拇、食、中三指的功力。当刺之时，运气于指，气注于针而行于穴，方能事半而功倍，而这种指力和运气的技巧，须循序渐进，是随着不断实践和勤奋练习而逐渐增强的。田从豁教授的指力可以将16寸毫针又平又稳地沿大椎透刺入命门，这也是田从豁教授治病之一绝。因此，临床上，田从豁教授取穴往往看似平常，却总能达到手到病除的效果，这是他数十年如一日坚持练气和练针的结果。

1. 练气

田从豁教授每天都坚持练功，这种功法没有流派传承，也没有名字，是田从豁教授自创的，多年来坚持练习，收到了很好的效果。在这里向大家介绍一下他练功的方法和体会。

田从豁教授认为练功就是练气，就是呼吸和意念的训练。练功时要求放松入静，安心宁神，分三阶段进行。

体位：对体位没有特别要求，初学以坐位为宜，待熟练后各种体位都能练，坐、卧、站立、行走中都能进行练习。

准备：先舒适地坐好，眼睛微睁或闭目，身体放松，心神安宁，平静均匀地呼吸。

第一阶段：把注意力集中到自己的呼吸上，鼻吸口呼，缓慢、深长、均匀地呼吸，排除杂念，意守丹田。想象着每一次呼吸都把气息送至丹田处，片刻停留后缓缓地用嘴将气吐出。如此循环往复，关键是心神宁静，意守丹田。

第二阶段：想象有一股气从尾闾处升起，沿脊柱内侧即督脉向上运行，上项至巅顶，转而向下行，至口中，沿前正中线即任脉向下过小腹至会阴，从会阴又出尾闾，如此循环往复，周而不止。

第三阶段：想象可以凭意念支配一股气，如使这股气沿右手臂向下运行至手及手指。

练功时先将第一阶段练熟，再进行第二阶段的练习，即将第一阶段和第二阶段连在一起做。同上道理，将第二阶段练熟后再进行第三阶段的练习，再将三个阶段连在一起做。

待三个阶段都练熟后，就可将其运用于针灸实践中。右手持针后，宁神屏息，运用内力，将体内之气调动起来，并运气沿右手臂至持针手指。针刺时气可随针灸针一同进入患者体内，用针灸针和内气共同调整患者之气，故可以达到非常好的疗效。

2. 练针

练针是针灸医生的基本功，是每日必修功课。指力对于针灸师如同腕力对于书法家，都是技术的基础。自古以来针灸家均十分重视练针。

现代各中医院校针灸课程的教程中也将指力与手法练习作为必修的功课。认为指力和手法的锻炼是针刺技术的基本训练，是初学针刺的基础，是进针顺利、减少疼痛、提高疗效的基本保证。可分为三步进行。

（1）指力练习。将草纸折叠成 7~8cm 见方、0.2cm 厚的方形纸垫，用棉线绕扎紧实。练针时用左手平执纸块，右手拇、食、中三指执针柄，使针尖垂直抵触在纸块上，捻转针柄，渐加压力刺透纸垫，然后换另一处，反复练习。

（2）手法练习。用白布将棉花包成一个直径 6~7cm 的圆球，再用棉线绕扎紧实，在棉团上进行各种针刺手法的练习。

（3）自身试针。指在自己身上进行练习，体会进针、得气的感觉，体会不同手法的不同针感。

田从豁教授以自身的经验告诉我们，练功和练针是针灸医生的基本功，方法简单，但贵在坚持。年复一年，功力与日俱增，疗效自然也就提高了。

（二）重视守神与治神

《灵枢·终始》曰："深居静处，占神往来，闭户塞牖，魂魄不散，专意一神，精气不分，毋闻人声，以收其精，必一其神，令志在针。"田从豁教授认为针灸治疗过程不单是一个简单的物理刺激过程，它更是对患者进行调神的过程，尤其在心身疾病的治疗中，针灸医生的心理素质、行为方式、言谈举止都会对针灸的效应和临床疗效产生巨大的影响。因此，施针时医生首先要守神，神志专一，精神内守，针入人体，神也随之而入，并要密切观察患者的精神状态。其次还要治神，田从豁教授在治疗时常会先取百会、大椎以治神，引导患者神情专注于所针之处，同时诱导患者入静，从而改变机体的功能状态，诱发循经感传，提高针灸疗效。

（三）明辨经络、审察血脉

《灵枢·九针十二原》曰："持针之道，坚者为宝，正指直刺，无针左右，神在秋毫，属意病者，审视血脉，刺之无殆。""夫气之在脉也，邪气在上，浊气在中，清气在下，故针陷脉则邪气出，针中脉则浊气出，针太深则邪气反沉，病益甚。"是故田从豁教授在针刺时重视审察血脉，因为"有诸内，必形诸外"，通过切循按压，寻找一些疾病的反应点，同时注意患者的面部神色变化，四诊合参；明辨经络，依据病位之深浅，病情之轻重，选择合适之针具，采用适当之刺法，以达调气之目的。

（四）切循经络以揣穴

《难经·七十八难》曰："知为针者信其左，不知为针者信其右，当刺之时，必先以左手压按所针荥输之处。"因此，在临床中田从豁教授非常重视进针前的揣穴，通过看体表标志，定其大致位置。田从豁教授一般以左手拇指由轻而重地深按欲刺之腧穴及其附近部位，以疏散瘀滞；或沿其经脉循行进行必要的按摩，边循按边安慰患者。

田从豁教授揣穴目的有三：第一，未针之前，使经气处于流通状态，这样针刺入穴位后更容易得气，以便施行补泻手法；第二，可以增强医患之间的沟通，消除患者的紧张情绪，使患者气宁神定，专心于治病；第三，有助于准确选择穴位的位置，同时放松了穴位周围肌肉，利于进针并减轻疼痛。

穴位多在凹陷处，例如骨之边缘的穴位如腕骨、鱼际、后溪等，或者二骨之间的穴位如劳宫、内庭、太冲、大椎等，或者两筋之间的穴位如合谷、内关、阳溪等。揣穴时可以此为依据。

在针背部腧穴时，田从豁教授多用左手掌面或掌根推摩、循按督脉及膀胱经，或以左手拇指爪甲沿膀胱经第一或第二侧线画一直线，同时也运气于指，一则激发膀胱经气，二则取穴方便，三则患者经推摩后顿感轻松，同时可减轻针刺引起的疼痛，亦可使患者守神于所针之处。正如窦汉卿《针经指南》所说："左手重而多按，欲令气散；右手轻而徐入，不痛之因。"无怪乎有患者称，针还未入，病已去半。

（五）雀啄进针，强调无痛

《灵枢·九针十二原》曰："右主推之，左持而御之。"田从豁教授总结前人之经验，寓繁于简，推陈出新，进针讲究双手的配合，左手拇指、食指压住穴位周围皮肤，并扶着针的尾端，右手拇指、食指捏住针柄，心手合一，运气于指，右手匀速、轻微施以雀啄法，向前捻转进针，气随针走，针随手入。他采用"天""人""地"三才进针法：一刺通过皮肤的浅部，为天才；再刺到达肌肉，为中部，是人才；三刺进入筋肉之间，为深部，是地才。如此进针，一则减轻患者的疼痛，二则可以调引气机之升降。

田从豁教授一直提倡无痛进针手法，即进针时先用针在皮肤上试探，仅将皮肤压下，不刺入，如患者觉痛，则在附近另找点进针；针刺方向以沿经斜刺居多，方便留针时为患者盖被保暖。

（六）进针以得气为度

针入人体，田从豁教授主张以得气为度，并要善于辨别针下之气，气至不单单是患者自身的感觉，医生也要善于细心体会针下手感。如果持针的手感到针尖处轻、滑、慢，是气还未到，则要检查针刺穴位准确与否，或用弹法、摇法、刮法、震法、叩法来催气、候气，如果针尖处突然由轻、滑、慢变成沉、紧、涩，就是经气已至，犹如鱼在吞钩时一沉一浮的感觉，患者亦有酸、麻、胀、痛、触电感或肢体抽动。若已得气，则应辨别所得之气是正气，还是邪气，正气是缓和的，邪气是快而紧的。笔者曾体验过田从豁教授用芒针沿督脉从大椎向下透刺，初针时背部酸胀沉紧，渐渐针感波及肩背，15 分钟后双肩沉重已不能抬起，急唤起针，因此，得气的情况直接关系到疗效和预后。

（七）气至病所

田从豁教授认为，只有针感到达患病部位，才能获得好的疗效，因此，掌握并控制感传方向是非常重要的。如何使感传达到或趋向患病部位，关键在于左、右手的配合。一般情况下，进针后，使针尖倾向病变方向；用左手拇指压住相反的部位，并用适当的力量推向病变方向，得气后，重压针尖并向一个方向小幅度捻转，或用颤法、弹法、刮法、飞法等催气，亦可用左手食、中指在感传前方，沿经脉进行循按、叩击等法，激发隐性感传，促使感传趋向病变部位。

（八）重视补泻

《备急千金要方》曰："凡用针之法，以补泻为先。"田从豁教授认为，针刺得气后，依据疾病性质及患者体质，施以适当的补泻手法，亦是针刺取效的重中之重，因此田从豁教授非常重视补泻手法的应用。他认为提插和捻转是针刺手法的基础，寓有先天和后天之义，提插法以阳气之下为补，阴气之上为泻，是针对元气虚实而设，有调补先天之气的作用，元气为禀受于父母先天的精气，就是元阳和元阴之气，所以以阴阳的概念来代表。阳气生于外，所以补法要使阳气入内；阴气生于内，因此泻法要使阴气外出。捻转法以顺经捻转为补，逆经捻转为泻，是根据营气循环的有余及不足而创设的，营气出自中焦，秉后天水谷之气而生，所以有疏调后天之气的功效。如果能掌握这两种手法，则一切的补泻方法尽在其中了。具体的补泻手法，则要依据病情及正邪力量对比而酌情实施。

（九）合理的留针时间和疗程

田从豁教授认为那种一概不留针的快针疗法或一律留针20～30分钟的做法，都不是最理想的方法。一般外感表证或新病、轻证，留针时间短；病程长、病情重者，留针时间长。田从豁教授在治疗癫痫时，留针时间多在1小时以上，对于某些急证则一天针灸2～3次，对于某些慢性病则2～7天针灸1次，一般4～12次为1疗程，疗程间休息1～2周，以避免耐针性的出现。

三、如何提高针灸治疗效果

如何提高针灸治疗效果，发挥针灸最佳效应，是每位临床针灸医生都在追寻的目标，也是医学发展的需要。那针灸医生如何才能提高针灸治疗效果呢？

（一）提高辨证论治水平

辨证论治水平的高低，主要与两个因素有关，一是掌握的科学知识的多少，二是综合分析能力的高低。

田从豁教授认为一位高明的医学家，他首先是博学之人，然后是专家，也就是知识面要广、专业要深。这里所指的科学知识，主要是指中医理论体系的核心——阴阳五行、脏腑经络学说，以及由这些学说派生出的诊法、证候、病因、病机和治则、治法等理论；另外，还包括那些有助于深化上述理论的有关现代医学科学的知识。

综合分析能力，是指运用上述理论知识去精心探求各种医学现象之间的联系，从中找出每个病证之间的联系，从现象到本质，抓住重点，提出辨证和主治方向，然后按理、法、方、术进行论治，并不断以病情变化和疗效为指标，反复分析、随时修正。要想提高综合分析能力，除具有扎实的理论基础之外，勤于实践和勤于思考也是必由之路。一般书本杂志上写的知识都是比较有条理、界限清楚、容易区别的，但实际临床中患者的表现多是错综复杂的，需要丰富的理论知识去辨别，也需要细致和耐心。

30年前，田从豁教授和一位老中医一起诊治了一位患失语症的8

岁患儿，该患儿发高热后突然失语，曾在别处治疗半年不见效，当时的田从豁教授针灸了5次也没有好转。患儿舌苔、脉象均正常，其他医生主要根据病史，诊为热伤津液、清窍闭阻，而这位老中医看后，根据望诊的面青囊缩，诊为用凉药太过，寒凝厥阴，再经详细问诊发现患儿因高热不退，曾服用大量苦寒性中药如羚羊角、紫雪、黄连、黄柏等，于是改灸大敦、郄门以温厥阴，针百会、廉泉以开清窍，结果3次而愈。1986年，田从豁教授曾治疗过一位患"口腔干燥综合征"患者（女性，52岁，病史10年），为她治病的医生有的认为其病机是脾虚津液不足，有的认为是心火灼伤津液，多取心经、脾经穴，但久治不愈，田从豁教授后来发现患者有手心奇痒的症状，考虑是血虚而生内风、风动而伤津，认为病位在心包经和肝经，于是改用厥阴俞、肝俞、劳宫、阴陵泉、三阴交等穴，经10次治疗，不仅口舌干燥基本治愈，且手心奇痒也好了。

具备了上面两个关键素质，中医的辨证论治就变得不那么困难了。中医的辨证方法有八纲辨证、脏腑经络辨证、气血津液辨证、六经辨证、卫气营血辨证、三焦辨证、病因辨证等多种，但总的来说，都是在阴阳五行、脏腑经络学说指导下，运用援物比类的方法，对四诊所获得的信息进行分析和归纳，以判明疾病的病位、病性、病势、病因和病机，所以临床辨证完全可以执简驭繁，直接从病位、病性、病势、病因和病机这5个方面入手。

田从豁教授特别强调对病势的判断，即病体处于以邪气实为主要倾向的阶段，还是以正气虚为主要倾向的阶段，抑或是正邪相持、虚实错杂的阶段。对病势的思考是中医整体观与恒动观的突出体现，是在"天地万物不停运动变化"的哲学观点下来认识疾病的，是站在科学应有的高度，把握了疾病最基本的规律。

应该指出，中医认识疾病的辨证方法，是在与疾病做斗争的过程中，经过长期经验积累，反复提炼升华而形成的，它指导临床的实用价值是不言而喻的。有些理论见解和学术观点的科学价值，到现在才被逐步认识和解释，如整体观点、时间医学观点等，但还有很多中医理论，至今我们都不能完全理解其中的深刻内涵，用现代已掌握的科学知识难以解释。但是，必须承认的是，随着科学技术的进步，现代医学有了很大的发展，对疾病的认识已进入超微阶段，在检查、诊断方面创造了大量的科学仪器，总结出了有关人体病理生理的大量客观数据，我们也应当了解和掌握这些手段和成果，用以发展中医的诊断学。

（二）精通技艺，灵活运用

（1）治法（治疗法则）。中医认为疾病的发生发展，是由于各种病因作用于人体而引起阴阳失调的反应，或者说整个疾病过程都是正邪双方斗争的过程。田从豁教授强调调整阴阳和补虚泻实是中医治法的核心，而实际上，调整阴阳也是通过补虚泻实来实现的。因此，只有补、泻两法才是中医一切治法的基础。就补虚来讲，由于体质的不同，可以分为补气、补血、补阴、补阳等；就泻实而言，由于邪气性质的不同，可分为祛风、散寒、消暑、利湿、清火、润燥、发汗、通下、解郁、化滞、涤痰、逐瘀、开窍等。如果再结合病位，则又派生出补哪些脏腑、经络的哪种虚，泻哪些脏腑、经络的哪种实等。总之，证为法根、法随证变，只有临床辨证恰当，治疗法则合理，才能取得良好的效果。

（2）选穴配方。上述的针灸治疗法则，是通过刺激穴位来实现的，因此，如何选穴配方才能产生最好的治疗效果，已成为针灸界备受重视的课题之一。一般来说，能否精确、恰当地选穴和巧妙地配穴组方，取决于对中医理论特别是腧穴知识和经络理论掌握的熟练程度。实践证明，只有既了解腧穴局部、周围、远隔及全身治疗作用的一般规律，又熟知每个腧穴独特的主治功效，才能做到选穴精确、恰当。只有既了解经络理论的本经循行、相关脉象、所主病证、标本根结、别络所属、经筋皮部，又熟知经络之间的表里联系、同名联系、交接联系、生克联系等，才能巧妙地配穴组方。

（3）操作技术。针灸操作技术，即刺激方法，只有结合了机体的反应性才有临床意义。机体的经穴对于许多刺激都有双向性和多能性的反应特点。例如，同样刺激内关穴，可使心动过速者心率减慢，也可使心动过缓者心率加快；同样刺激中极穴，可使尿闭者排尿，也可使遗尿者止遗等。这就是经穴反应的双向性。又如，在病位相同、选穴合理的前提下，刺激同样的穴位，既能镇痛，又能止痒；既能消肿，又能解毒；既治痹证，又治痿证等。这就是经穴反应的多能性。因此，只要穴位选择得合适，则无论采用针刺、艾灸、电疗、磁疗、激光、超声、微波等何种刺激方式，往往都能取得一定效果。

但是，针刺与其他穴位刺激方法比较，有其优越之处。针刺能够比较灵活地掌握针刺部位的刺激量，通过刺激各层组织，引起机体内部更广泛的反应。针刺操作本身就要求医生有一套过细的功夫，功夫深的疗效就好，功夫浅的疗效就差，这种功夫就是针刺技术。田从豁教授认为针刺技术的关键在于：从不同的机体反应性及病证特点出发，决定针刺的深浅、方向，刺激强度、幅度、频率，刺激时间，以及掌握驾驭针感的本领，这就是《黄帝内经》所强调的"上守神"的含义。至于针刺补泻手法的掌握和运用，则体现在针刺过程中，特别是因人、因时、因病、因穴的不同，而给病体输入不同的刺激量。刺激量合适与否，主要看施术者的功夫和患者的反应，一般而言，以患者能够耐受和针感明显为度。只有这样，才能收到泻实不伤正、扶正不留邪的良好效果。

（三）总结经验，不断前进

田从豁教授一直教导学生，要成为一位优秀的针灸师，不仅需要博览医学典籍，学习前人之经验，掌握丰富的理论知识，而且更需要自己在临床实践中不断地学习并积累总结经验。要注重以下五点方法的应用。

（1）尊古不拘泥，学他人的法则、精髓并重视总结自己的实践经验。不拘古说，不泥成见，注重实践，发掘新知，也是提高针灸临床疗效的有效方法。如古代有热证不可灸说，田从豁教授早在20世纪80年代带研究生时就通过研究观察到灸法具有解热的作用，并在临床中将灸法用于热证，取得了较好的效果。另外，田从豁教授还在"肩三针"治疗肩周炎的启发下，应用"髋关节三针""膝关节四针"等治疗关节炎，应用"脐周四针"治疗腹胀、腹水、水肿等，皆收到良好的效果。

（2）注意寻找反应点、特效穴。穴位既是针灸治疗疾病的作用部位，又是人体患病后在体表的反应部位。无论哪一种疾病，或多或少、或隐或现地会在某个或某几个穴位上表现出一定的变化。这些变化可能是感觉过敏，也可能是组织松弛、凹陷、隆起、坚硬，或呈结节条索状。它们的出现与经络腧穴理论有密切的关系，与疾病之间有某种直接的联系。因此，针灸这些穴位，常常能取得较好的疗效。这些穴位大多数为治疗相应疾病的特效穴。可参考文献或别人的经验不断积累这些知识。

（3）疑难杂症运用试探法。疾病是千变万化的，临床上有各种兼夹证。多种原因可以引起同一症状，故有时难以判断病属何经，此时不妨运用试探法。试探针刺的穴位常用背俞穴及病变附近的反应点、郄穴和各经的起止穴。有时也用上病取下、下病取上、左病取右、右病取左的方法进行试探性治疗，有时会收到意想不到的效果。

（4）正确选用针灸中的各种治疗手段。针灸治疗手段多样，毫针刺和艾炷灸是针灸临床中最常用的治疗方法。据统计，不同的针法就有20多种，如耳针、芒针、皮内针、三棱针、火针、水针、头皮针、皮肤针等，灸法中艾灸法和非艾灸法也有数十种，另外还有拔罐、穴位贴敷、电针、激光针、磁疗法等，都具有一定的治疗作用。对那些针灸效果不理想的患者，或者惧怕针灸的患者，上述不同的方法可恰当地选用，这属于试探法的范畴。目前尚不能明确以上各法各自的绝对适应证，也不能用某种方法完全代替另一种方法。

（5）充分利用现代医学的知识，恰当地选择适应证，正确发挥针灸的效应。针灸是有效的治疗手段之一，但不是万能的，更不能代替各种有效疗法。因此，我们也应掌握现代医学的诊断、治疗手段，这对指导选择治疗方法，早期治愈疾病，正确发挥针灸作用以及研究针灸都是非常重要的。

田从豁教授常说"病有万变，治亦有万变"，他强调中医针灸学，初学入门比较容易，学精学深则非常困难，不下苦功夫认真钻研并在实际临床中不断积累总结，是难以精益求精的。在疾病的不同发展阶段，面对不同体质的患者、不同的气候地域特点，凭借一方几穴、一种手法，往往疗效不尽如人意。要想做到知常达变就需要长期坚持不懈的努力，不断思考学习与临床实践。

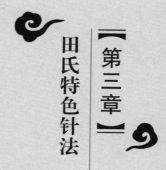

【第三章】

田氏特色针法

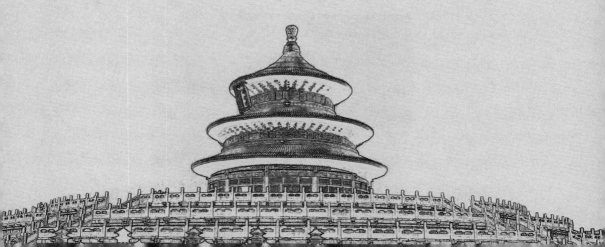

一、孔最

孔最为手太阴肺经之郄穴，临床主要用于治疗肺经及肺脏之急重证和相关的血证，如咳嗽、气喘、咯血、咽痛、肘臂痛等。据田从豁教授经验，此穴多应用于哮喘急性发作时。

1. 揣穴

用拇指指腹从腕部沿肺经向上臂方向推按，力度以指下有明确的坚硬骨质感觉为准。边推按边向上移动，至拇指下感觉不到坚硬骨质感，有明显凹陷，按之有明确酸胀感处，即为取穴点。

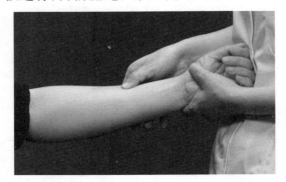

2. 进针

选 1.5 寸毫针，右手拇指、食指捏着针柄，左手拇指或食指按住穴位处皮肤，将针放置在腧穴处，针尖逆向经脉循行方向，针尖轻压皮肤时患者无疼痛感，指切倾斜 30°角刺入。此进针法为泻法，顺经络循行方向刺入则为补法。

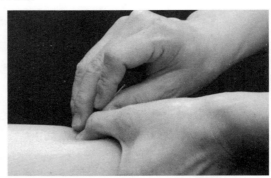

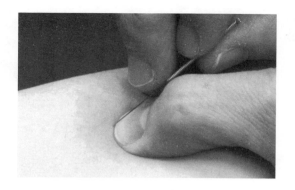

进针时宜采用迎随补泻中的泻法。进针大约 0.5 寸，有窜、麻感至患者拇指时，停止进入。如没有这种感觉，需调整针的方向。

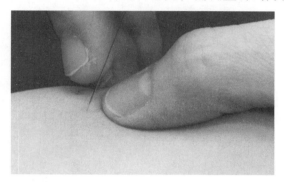

3. 行针

进针有窜、麻感后，作捻转泻法，即拇指向后捻动半圈松开，重复 6 次，留针 30 分钟，病情严重者，增加留针时间至 60 分钟。

4. 出针

出针后不按压针孔，以利于邪气外泄。

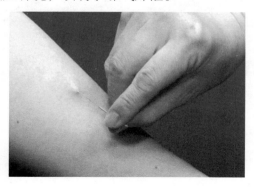

二、百会

百会为督脉经穴，善调机体阴阳平衡，醒脑开窍，通督定痫。临床多用于治疗头部疾病、心脑血管疾病、情志病等。

1. 揣穴

沿两耳尖直上至头部中间，沿头正中线循按至头顶的骨性凹陷处，即是百会。

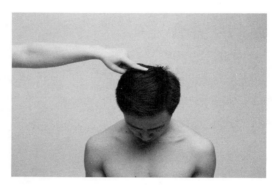

2. 进针

选 1 寸毫针，右手拇指、食指捏着针柄，左手拇指按住穴位处皮肤，指切向后斜 45°角刺入。斜刺 0.3 寸，针尖至帽状腱膜下。

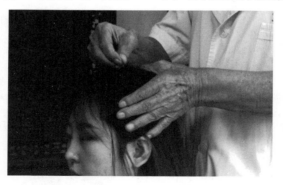

3. 行针

行捻转补泻法。

痴呆，行补法，即拇指向前捻动半圈松开，重复 9 次；多动症，行泻法，拇指向后捻动半圈松开，重复 6 次；发育迟缓，行平补平泻法；

多动兼有智力障碍者，行先泻后补法。

一般留针 30 分钟，癫痫者留针 60 分钟。

4. 出针

出针行补法者，用左手按于针孔周围，取针不要过猛，防正气外泄。出针行泻法者，则不按压针孔，以利于邪气外泄。

三、大椎

扫码看操作

大椎为手、足三阳经与督脉之交会穴，故称"诸阳之会"，能统调诸阳经。田从豁教授临床应用本穴治疗的病证广泛，如中风、狂证、痫病、郁证等，以及哮喘等肺系疾病。本节介绍大椎平刺法，主要用于治疗寒热咳喘。

1. 揣穴

患者取坐位或俯卧位，施术者找到患者后项部第七颈椎棘突，用拇指指腹在棘突下找到一最明显的凹陷点，即为取穴点。

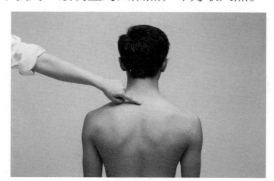

2. 进针

选 1.5~2 寸毫针。

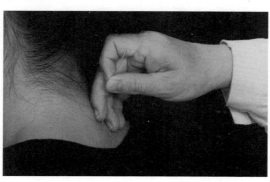

左手拇指、食指压住穴位周围皮肤，指甲切在穴位处，针尖抵在指甲边缘，右手拇指、食指捏住针柄，用"心力"轻微施以雀啄法，匀速捻转进针，气随针走，针随手下。

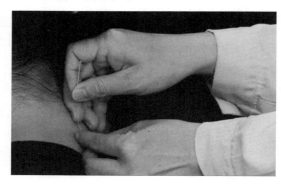

沿皮下平刺 1.2～1.5 寸。

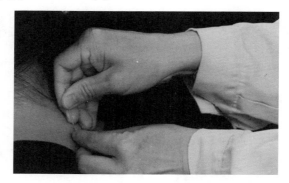

3. 行针

寒证或寒热往来、虚证，用补法，即拇指向前捻动半圈松开，重复9次或紧插轻提9次，也可提插、捻转同时做，补法可加用灸法，温针灸或温和灸。热证或上热下寒、实证，用泻法，即拇指向后捻动半圈松开，重复6次或轻插紧提6次，也可提插、捻转同时做，泻法可加用刺血拔罐。

4. 出针

补法，用左手拇指与食指捏住消毒棉球，按于针孔周围，缓慢将针取出，防正气外泄。

泻法，不按压针孔，边摇大针孔边出针，以利于邪气外泄。

四、夹喉

夹喉为经外奇穴。夹喉针法适应证为咽喉部炎症、甲状腺疾病等。

扫码看操作

1. 揣穴

通过食指触按找到喉结旁最深的凹陷点，即为取穴点。

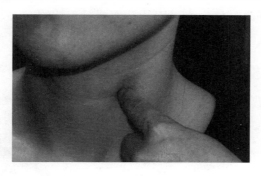

2. 进针

选 1 寸毫针，右手拇指与食指捏住针柄，左手食指按住穴位处皮肤，指切直刺 0.2 寸，或与皮肤成 30°角向上内斜刺 0.3 寸，针尖至皮下。

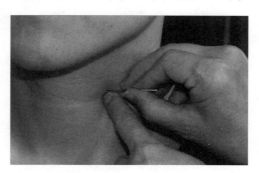

3. 行针

行捻转补泻法。拇指向前捻动半圈松开为补；拇指向后捻动半圈为泻。留针 30 分钟。

4. 出针

行补法者出针时用左手拇指与食指捏住消毒棉球，按于针孔周围，不要取针过猛，防正气外泄。

行泻法者出针时不按压针孔，以利于邪气外泄。

五、阳池

扫码看操作

阳池为手少阳三焦经之原穴，临床应用广泛。其适应证有腕痛、腕部无力、头痛、颈肩部疼痛、感冒等。

1. 揣穴

患者掌心向下，施术者找到腕背横纹，其上正中的凹陷处即取穴点，位于指总伸肌腱桡侧缘。田从豁教授对阳池的取穴方法与教科书中不同，此是田从豁教授通过多年临床经验总结的特色取穴点。

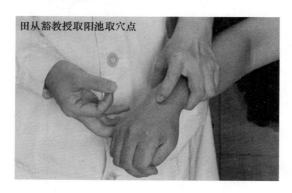

田从豁教授取阳池取穴点

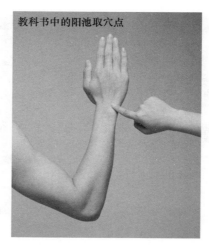

教科书中的阳池取穴点

2. 进针

选 1 寸毫针，左手拇指或食指找到指总伸肌腱桡侧缘，指甲切在穴位处，针尖抵在指甲边缘，右手拇指、食指捏住针柄，运用"心力"，拇指、食指轻微施以雀啄法向前捻转，缓慢进针。直刺或斜刺 0.5 寸。

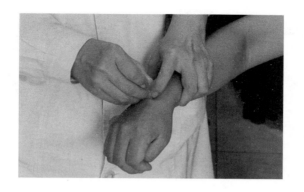

3. 行针

行捻转补泻法。拇指向前捻动半圈松开，为补；拇指向后捻动半圈松开，为泻。留针 30 分钟。

4. 出针

出针补法，以左手拇指、食指捏住消毒棉球，按于针孔周围，缓慢将针取出，防正气外泄。

出针泻法，不按压针孔，边摇大针孔边出针，以利于邪气外泄。

六、新建

新建出自 1951 年人民出版社出版的《新针灸学》，该穴"位于髋部，在股骨大粗隆与髂前上棘连线的中点，阔筋膜张肌中"。其适应证有髋关节及周围疼痛、股外侧麻木疼痛、腰痛。

扫码看操作

1. 揣穴

找到髂前上棘及股骨大转子，二者中点最深的凹陷处为取穴点。

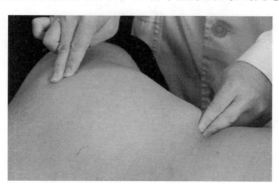

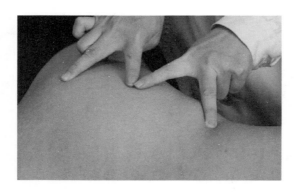

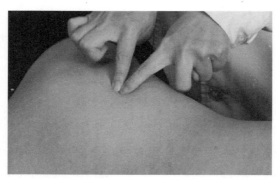

2. 进针

选 3 寸毫针，右手拇指、食指、中指三指持针，左手按住穴位处皮肤，缓慢捻转进针，直刺 2～2.5 寸。

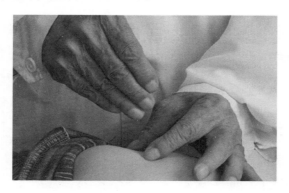

3. 行针

行捻转补泻法。拇指向前捻动半圈松开，为补；拇指向后捻动半圈松开，为泻。留针 30 分钟。

4. 出针

出针补法，左手拇指、食指捏住消毒棉球，按于针孔周围，缓慢将针取出，注意不要取针过猛，防正气外泄。

出针泻法，则取针时不按压针孔，以利于邪气外泄。

七、芒针刺法

芒针是一种特制的长针，一般用较细而富有弹性的不锈钢丝制成，因形状细长如麦芒，故称为芒针，是由古代九针之一的长针发展而来。芒针稍短者针体稍细，长者针体较粗。临床中常用的芒针一般长度为10～16寸。田从豁教授认为针长5寸以上的即可称为芒针，3～4寸的称为长针。

田从豁教授临床常用的芒针，型号多样，如0.4mm×125mm（5寸），有0.4mm×175mm（7寸），有0.4mm×300mm（12寸）。更长的芒针可长达500mm（20寸）、1200mm（48寸），这两种芒针最早是田从豁教授于1964年左右在北京通县（今通州）定制的，直径1mm。一般用于治疗疑难的疾病如严重中风偏瘫，严重抑郁症、癫痫等。

田从豁教授对于芒针最早的学习及应用要追溯到抗美援朝时期。1951年9月至1952年9月，田从豁在中国人民志愿军一分部直属医院任内科军医。有一次，有个战士患破伤风，出现角弓反张、抽搐、畏光，且发作频繁。由于当时没有破伤风抗毒素，绝大多数破伤风患者都会死亡。虽然没有特效的办法，但作为一名军医，他不能眼看着战士痛苦死去而袖手旁观，于是尝试用自己学过的针灸方法给这位战士治疗。他选择了大椎、陶道两穴，用当时较粗的针灸针（直径约1mm，现在临床常用针具一般0.25～0.30mm）刺入2.5寸，留针30分钟。上午针刺后，这个战士的病在白天一直未发作，这说明针刺有效，田从豁的心里有了底。到晚上6点多，当该战士又出现角弓反张和抽搐时，田从豁又用同样的方法针刺并留针。由于当时伤员太多，他要同时照顾120多人，已经三天三夜没合眼的他，竟倚着山洞的石壁睡着了。等他醒来时才想起还未给这个战士起针，此时已留针8个小时了，当他赶去起针时，发现这个战士状态很好，留针期间一直没再发作抽搐，而且起针后也未再发，破伤风竟然痊愈了。通过这次意外事件，田从豁发现深刺大椎、陶道且久留针可治疗破伤风。此后他把这种方法推而广之，先后医治了11例患破伤风的战士，均告治愈。

在此后的临床中，田从豁教授应用多种芒针针具，探索大椎的芒针刺法和适应证。考虑到推广中的安全性问题，他多用1.5~2寸的毫针直刺，配合陶道等治疗癫痫；而用芒针沿皮平刺治疗多种疾病，如：中风所致半身不遂，精神疾病如狂躁、严重抑郁症等疑难杂症。病情严重时，田从豁教授用7寸及以上的芒针施针；若病情轻浅，则改用3寸针治疗。

1. 进针

患者坐位，低头。医生左手拇指、食指压住穴位周围皮肤，指甲切在穴位处，针尖抵在指甲边缘，医生右手持针尖上1寸许处，针尖向下沿皮平刺，迅速刺过表皮到皮下。

扫码看操作

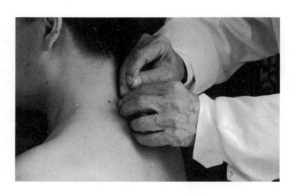

利用指力和腕力，压捻结合，边捻边压，徐徐向下，捻转幅度小，手法宜轻巧，左右捻转交替。右手不断上调持针的位置，并调整针刺的方向，使针体一直保持走行在皮下。

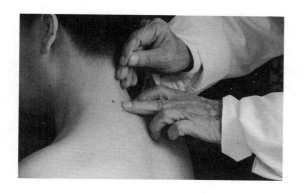

可以时常用左手感觉一下针尖的位置和深度，针尖沿督脉循行方向，穿越胸椎棘突表面的皮下组织。7寸毫针进针6.5寸，大约行至第六、七胸椎棘突水平位置。3寸毫针进针2.5寸左右。

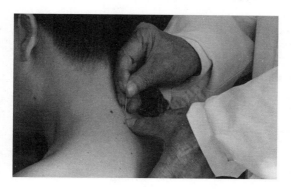

2. 行针

行提插、捻转补泻。提插补泻法：上下提插9次或9的倍数次为补，上下提插6次或6的倍数次为泻。左右捻转补泻：拇指向前捻动一圈松开，重复9次或9的倍数次为补；拇指向后捻动一圈松开，重复6次或6的倍数次为泻。可重复补法或泻法3~6个周期。一般不留针。

3. 出针

出针时右手握住针柄，边缓缓上提边捻转，逐渐轻轻退出。

针刺治疗中及针刺后患者感觉：整个背部有由正中向两边扩散的剧烈热感或胀感，有的可向下传导至腰部。

4. 病案举例

崔某某，女，60岁，2012年10月19日初诊。

主诉：左侧肢体活动不利6个月。

现病史：2012年4月2日患者突发左侧肢体活动不利，于外院诊断为脑梗死，现左侧肢体无力、麻木，不能行走，口角流涎，无呛咳，二便正常，纳可，眠佳。既往有高脂血症、过敏性荨麻疹病史。舌暗、苔薄白，脉沉细。

检查：头颅CT显示右侧额颞叶脑梗死。

诊断：中风（气虚血瘀）。

针灸处方：大椎芒针刺不留针；另取风池、百会、人中、承浆、巨阙、中脘、气海、三阴交针刺，留针30分钟。

疗程：每周针刺2次。

愈后：治疗1个月后，患者可在搀扶下行走。

针法分析：在大椎选7寸芒针沿皮向下平刺为芒针通督法。治疗时针身一直在督脉的皮下，针身所在的部位浅。一针透多穴，在针刺时建立了一条临时的皮下通道，调动了督脉的胸部经气，考虑该针法使阳经的阳气在胸部的作用明显增强，因此有较强的改善上肢运动功能及调动心肺气机的作用。临床应用即时效果突出。另外，需注意应用此法的患者均为疑难病及久病患者，体内阳气本已不足，经调动后又发挥了最大的作用，故不宜反复调用，否则易造成耗伤。平时需保证充足的睡眠及正常饮食，或应用药物益气养阴，以涵养阴精，生化阳气。

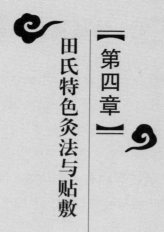

【第四章】 田氏特色灸法与贴敷

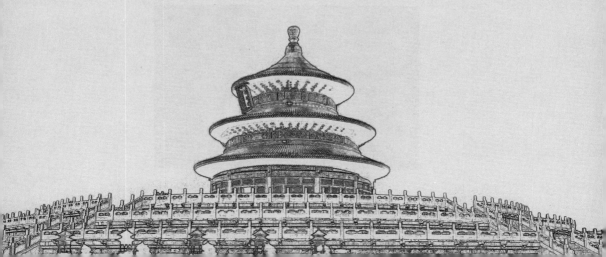

第一节　隔核桃皮眼镜灸

　　隔核桃皮眼镜灸是在《疡医大全》所载的用核桃皮灸治疗外科疮疡这一治法的基础上，通过实践改制而成的。最早为广安门医院李志明设计应用，证明其对外眼病如急慢性结膜炎、睑腺炎、角膜炎等，以及内眼病如老年性白内障、视神经萎缩、黄斑变性、视网膜色素变性、中心性视网膜病变、眼干燥症等均有一定疗效。40多年来，田从豁教授坚持自制灸架，并常将此法与针法配合，应用于视神经萎缩和黄斑变性的治疗。

　　1. 备核桃皮

　　选择个大饱满的新核桃若干，将核桃从中缝切成基本对称的两半，去仁，留完整的1/2大的核桃皮备用。

扫码看操作

　　2. 泡核桃皮

　　取柴胡、石斛、菊花、蝉蜕、密蒙花、薄荷、谷精草、青葙子各10g，用细纱布包裹，放入药锅里，加冷水600ml，浸泡60分钟，然后用火煎至水沸后5分钟，将核桃皮放入药液里，浸泡30分钟后即可取用。也可以用菊花、枸杞子各10g煮水浸泡。

　　3. 制作眼镜灸架

　　将直径2mm左右的细铁丝弯成眼镜框架样式，或者直接用金属眼镜架，在镜框前外侧各加一铁丝，弯成直角形的钩，与镜架固定在一起，供施灸时插艾柱之用。

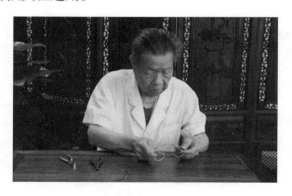

镜框四周用胶布包好以便隔热，以免烫伤架下的眼周皮肤。眼镜框视核桃皮大小调整。

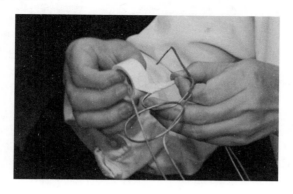

4. 施灸

取长度为 2～4cm 的清艾柱 2 段，将其插在镜框前铁丝上。

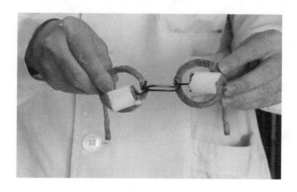

再取 2 个泡好的核桃皮（半个），嵌入镜框，要求是能扣在眼上。

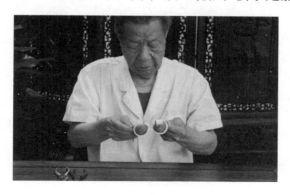

从内侧点燃艾柱。

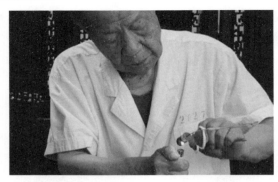

患者须取坐位，将镜架戴上，核桃皮扣在双眼上，艾柱燃尽为1壮。清除艾灰，再插1段艾柱，从内侧点燃，重复上述步骤。

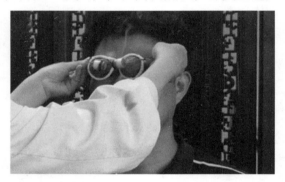

每次据病情，灸1~3段，每日或隔日灸1次，10次为1个疗程，每个疗程之间间隔3~5日。

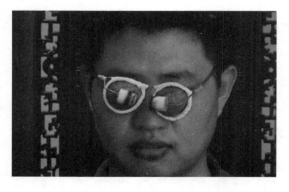

5. 应用原理

石斛、菊花、蝉蜕、密蒙花、薄荷、谷精草、青葙子等药物有清利头目之功。浸泡的核桃皮经艾柱熏灸后，能产生水蒸气熏蒸眼区，使眼有温热感，对治疗目疾也有促进作用。

治疗视神经萎缩及黄斑变性时，田从豁教授多使用菊花、枸杞子浸泡的核桃皮眼镜施灸。这两种眼病的患者多为肝肾亏虚或气血两虚，兼夹痰浊、瘀血，菊花清肝明目，枸杞子补肾明目，配合艾灸可将药物的作用引至局部，且灸法可以疏通局部气血，加强活血通络的作用。

6. 注意事项

施灸过程中核桃皮须保持湿润，否则易干裂。干裂的核桃皮要及时更换。

7. 禁忌证

近期有眼部出血、青光眼、传染性眼病以及其他热性眼病的患者禁用。

8. 病案举例

张某某，男，80 岁。2013 年 4 月 12 日初诊。

主诉：双眼视力下降 20 余年。

现病史：20 余年前，患者无明显诱因出现双眼视力下降，当地医院诊断为"黄斑变性"。2010 年因右眼视力下降，于医院就诊，发现右眼黄斑水肿。后行右眼人工晶体置换手术，外用左氧氟沙星（可乐必妥）滴眼液治疗。现左眼视力 0.1，右眼视力 0.4，无眼涨、眼痛，无双眼干涩。舌淡红、苔薄黄，脉弦。

中医诊断：视瞻昏渺（肝肾亏虚）。

西医诊断：黄斑变性。

针灸治疗：取穴大椎、风池、百会、通天、攒竹、丝竹空、中渚。配合隔核桃皮眼镜灸灸患眼，每次灸 1~3 段。

中药：

生黄芪 15g	炙黄芪 15g	升 麻 10g	党 参 10g
板蓝根 30g	白 芍 15g	蔓荆子 10g	茯 苓 10g
陈 皮 10g	黄 柏 6g	煅磁石 10g	炙甘草 10g
焦神曲 10g			

7剂。水煎服，日1剂，分2次温服。

复诊： 2013年4月26日，患者双眼视物模糊情况好转。针刺治疗同前。

患者坚持治疗2个月，症状改善明显，视力较前提高。

灸法分析： 隔核桃皮眼镜灸的优势在于①采用该疗法，可以直接在眼睛局部及四周施灸，达到直达病所的效果，弥补在眼周难以采用温针灸方法的不足；②核桃皮用枸杞子、菊花浸泡后，艾灸时两药的作用可以借助艾灸的热力直接作用于眼部，起到滋补肝肾、清肝明目之效。另外，患者年老体虚，辨证属肝肾不足、目睛失荣，故取穴大椎、百会以提振阳气，取风池以疏利胆经经气，取通天以清利眼窍，取局部攒竹、丝竹空等穴以明目，取中渚以通利三焦、明目聪耳。以上各穴同用，共奏升阳利窍明目之效。

第二节　苇　管　灸

苇管灸源于唐代《千金翼方》，书中记载："卒中风口喎方。以苇筒长五寸，以一头刺耳孔中，四畔以面密塞之，勿令泄气，一头内大豆一颗，并艾烧之令燃，灸七壮差。"田从豁教授等老一辈针灸专家将这种方法反复琢磨并精心改良后自制成可用于耳部的灸具。

40余年来，田从豁教授采用苇管灸配合针刺治疗面神经麻痹尤其是顽固性面瘫，以及耳聋、耳鸣等，取得了较为满意的效果。部分对针刺敏感、怕疼的患者，或小儿、孕妇患者，单纯采用苇管灸治疗效果也很好。

1. 制作苇管灸架

取口径为0.4～0.6cm、长5～6cm的苇管。

扫码看操作

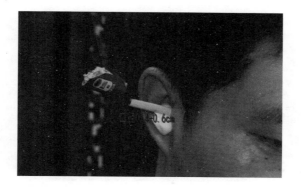

将薄铁皮或薄铝皮剪成带柄树叶形，3～5cm长。

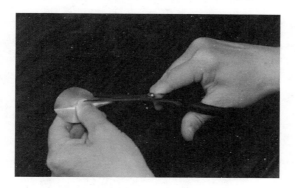

将其柄端插入苇管一端。苇管另一端用脱敏胶布包裹一圈，以使端口光滑柔和可接触皮肤。

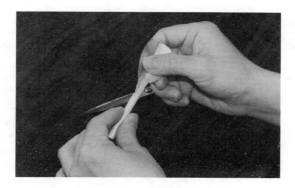

2. 施灸

取花生米大的一撮细艾绒，将之放入铁皮（或铝皮）中间并点燃。

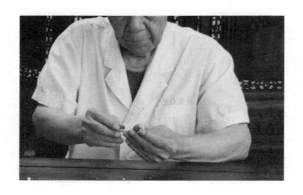

　　将苇管未连接铁皮的一端，插入患者患侧的外耳道中，用棉球辅助支撑，其热力会沿着苇管传入耳窍。

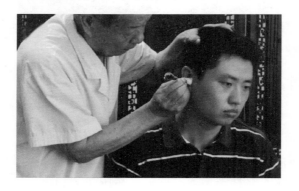

　　艾绒烧完，为1壮，灸完1壮，清除艾灰，再换1壮，每次灸2~3壮，10次为1个疗程。

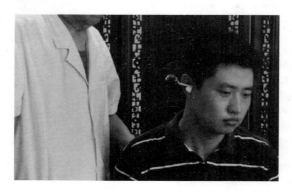

3. 病案举例

　　安某某，女，31岁。2012年12月7日初诊。

主诉： 左侧口眼歪斜 1 天。

现病史： 患者于近日受凉后出现咳嗽，未重视，昨日突然出现口眼歪斜，左眼不能闭合，流泪，纳差。检查见左额纹消失，左眼闭合不全，鼻唇沟平坦，皱眉、鼓腮、吹哨、示齿不能完成。舌淡红、苔薄白，脉弦紧。

中医诊断： 口僻（风寒外袭）。

针灸治疗： 采用苇管灸 2 壮；针刺患侧阳白、四白、颧髎、地仓、颊车、合谷、足三里、三阴交，留针 30 分钟。

每周治疗 3 次，7 次即获痊愈。

灸法分析： 苇管灸可以温散局部寒邪，改善患处气血不和、经脉失养、弛缓不收的状态，使瘫痪的面部肌肉功能得到恢复，为治疗本病较为理想的方法。患者平时需保证充足的睡眠及注意饮食清淡。

第三节　冬病夏治消喘膏

1955 年卫生部中医研究院成立之前，卫生部针灸疗法实验所就开展了针灸治疗咳喘的临床研究，成立了支气管炎防治小组（以下简称防治组），当时用针法和灸法治疗哮喘的近期疗效很好，但容易复发，为了寻找具有预防复发作用的方法，田从豁教授和同事在查阅古代文献过程中，发现清代张璐所著《张氏医通》有一段记载："冷哮灸肺俞、膏肓、天突，有应有不应。夏季三伏中，用白芥子涂法，往往获效。方中白芥子净末一两，延胡索一两，甘遂、细辛各半两，共为细末，入麝香半钱，杵匀，姜汁调涂肺俞、膏肓、百劳等穴，涂后麻螫疼痛，切勿便去，候三炷香足，方可去之，十日后涂一次，如此三次。"他们参考上述记载做成敷贴，在临床开始应用，确有较好效果。记得因麝香昂贵、难求，当时兼任所长的朱琏同志还特批购入，并嘱托认真进行对照研究，看看在确保疗效的前提下，能否去掉麝香，以便推广应用。后经多年的反复验证，减少了药物用量，去掉了麝香，改用炙白芥子避免局部发疱，改进了穴位组方，保持了较稳定的治疗效果。在这漫长的研究、应用过程中，有几件事，值得记叙一下。

（1）1958 年，在改进药物用量、穴位组方并取得较好效果的基础上，为了去掉麝香，需要设 100 多例的对照组进行对比观察，这一年麝香用量较大，防治组除让有条件的患者自备麝香外，还借机给李先念、张子意、欧阳钦、范长江、江渭清、杨勇等近 10 位领导贴治慢性支气管炎，向中央保健局申请了部分麝香，解决了当时观察研究中麝香不足的问题。此时的药物组方、穴位处方已基本固定，即：炙白芥子、延胡索各 21g，甘遂、细辛各 12g，上四药共研细末，为一人一年用量，每年夏季三伏天使用，每次用 1/3 药量，以生姜汁调成糊状，分别摊于直径约 3cm 的油纸上，贴在背部肺俞、心俞、膈俞 6 个穴点上，然后用胶布固定，一般贴 4～6 小时取下，每隔 10 天贴 1 次，即初伏、中伏、末伏各贴 1 次。

（2）要想解决贴药产生的温热刺激如何保持较长时间的问题，又要不起疱、减轻患者的痛苦，炙白芥子的火候和生姜汁的浓度是关键，故每次药物配制好后，防治组人员都会先在自己身上贴治体验，符合要求后才大量给患者应用。记得 1969 年医院配制的敷贴没经医生试贴，就直接大量给患者贴治，结果很多患者背部发疱很严重。说来也巧，当时广安门医院的一位老工人张师傅患哮喘十多年，每到冬季即发作，前后持续 3 个多月，他也要求贴冬病夏治消喘膏治疗，但贴后背部发疱并融合成一大片，经换药 40 多天才结痂脱落，他吃不好、睡不好，受了很多罪，可是自此次治疗后，他的哮喘再没发作。很多贴后起疱的患者，治疗效果都较突出。由此田从豁教授认识到，贴药起疱，为无菌性化脓反应，符合古代的瘢痕灸法，虽使患者有一定的痛苦，但对一些久治不愈的顽固性哮喘，在患者同意的前提下，仍不失为一种有效的治法。

（3）1978 年，田从豁教授撰写了"冬病夏治消喘膏治疗喘息型气管炎和支气管哮喘的临床研究"的论文，以"中医研究院广安门医院呼吸组"的名义发表于《新医药学杂志》。共观察 1074 例，其中喘息型气管炎 785 例，有效率 79.9%，显效率 46.6%；支气管哮喘 289 例，有效率 83.7%，显效率 47.8%。对治疗前后皮疱液巨噬细胞吞噬能力，免疫球蛋白 A、G 的含量和淋巴细胞转化率等的检查、对比表明：贴药后机体非特异性免疫功能增强；贴药后血中嗜酸性粒细胞明显减少，说明贴药可改善机体过敏状态；贴药后血中皮质醇水平有非常显著的提高，说明贴药能使下丘脑－垂体－肾上腺皮质系统的功能得到改善，同时证明喘息型气管炎和支气管哮喘在夏季缓解期贴敷疗效更好，有预防复发的远期作用。贴药后经过 1～6 年的随访调查发现，连续贴 3 个夏季的疗效比贴治 1 个夏季要好，且疗效随贴治年限增加而提高。

（4）1979 年，在北京召开的全国针灸针麻学术讨论会上，田从豁教授作了"冬病夏治消喘膏的临床和实验研究"的学术报告，首次推广应用"冬病夏治"这一法则，并引述中医经典中"春夏养阳"的观点，结合临床观察和实验研究对此做了详细介绍，引起国内外学者的广泛重视。很多学者当场提出疑问，田从豁教授及其团队又详细地解释了中医治未病的观点，以及缓解期治疗伏邪、春夏养阳提高机体免疫功能等理论及事实，意大利医生罗伯特博士感叹地说："中国传统医学的思路，就是比西方医学全面。"

（5）冬病夏治消喘膏治疗慢性气管炎和哮喘的方法，在全国各地包括港、澳、台已广泛应用，很多国外医生也在应用此法治疗咳喘，尽管各地取穴、用药略有不同，但基本方还是以广安门医院所选用的方子为主。每年一到夏季伏天，来医院要求贴治的患者成千上万，医院每次都是千方百计调动多方人力，以保证治疗工作的顺利进行。近几年来，来院要求贴敷的患者仍有逐渐增加的趋势，还有很多外地患者要求邮寄药物。但也应当看到，冬病夏治消喘膏还停留在原始的调药、贴治阶段，如何在提高疗效的前提下，深入研究、改革剂型、扩大市场等，还有很多工作要做。

冬病夏治是在中医"上工治未病"和"春夏养阳"思想指导下的一种预防疾病的外治方法。冬病夏治消喘膏，也称"三伏贴"，属于中药穴位贴敷疗法。该法将中药作用于背部腧穴，有局部温热的物理刺激，又有药物吸收的化学刺激，加上穴位的作用，多方结合，可以事半功倍，目前主要适用于感寒后反复发作的慢性气管炎、哮喘、变应性鼻炎缓解期的预防治疗。贴敷时间在每年三伏天，每伏贴敷 1 次，间隔 9

天贴下 1 次，一般每年贴 3~4 次，最好连续贴敷治疗 3 年。

准备药物

取炒白芥子 21g，延胡索 21g，细辛 12g，甘遂 12g。

白芥子味辛，性温，归肺、胃经，可散肺寒，利气机，通经络，化寒痰，逐水饮。朱震亨云："痰在胁下及皮里膜外，非白芥子莫能达。"《本草纲目》载："白芥子辛能入肺，温能发散，故有利气豁痰、温中开胃、散痛消肿辟恶之功。"《药品化义》载："白芥子……横行甚捷，……通行甚锐，专开结痰，痰属热者能解，属寒者能散。痰在皮里膜外，非此不达，在四肢两胁，非此不通。"

延胡索味辛、苦，性温，归心、肝、脾经，辛温散通，为活血行气止痛之良药。《本草纲目》载："玄胡索，能行血中气滞，气中血滞，故专治一身上下诸痛，用之中的，妙不可言。盖玄胡索能活血化气，第一品药也。"《本草求真》谓："延胡索，不论是血是气，积而不散者，服此力能通达，以其性温，则于气血能行能畅，味辛则于气血能润能散，所以理一身上下诸痛，往往独行功多。"

细辛味辛，性温，归肺、心、肾经，辛散温通，外能发散风寒，内能温肺化饮。《神农本草经》载细辛"主咳逆上气……利九窍"。《名医别录》谓细辛"温中下气，破痰"。

甘遂味苦，性寒，归肺、脾、肾经，能泄水逐饮，消肿散结，善行经隧之水湿，尚有逐痰涎之功用。

以上四药合用起到降气化痰、止咳平喘之功用。

准备物品

75% 酒精，消毒棉球或棉签，2cm×2cm 保鲜膜，医用宽胶布。

扫码看操作

药物制备

研末：将准备好的药物混合，用粉碎机打成粉末状，过 80~100 目筛。

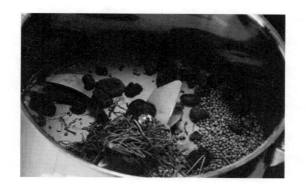

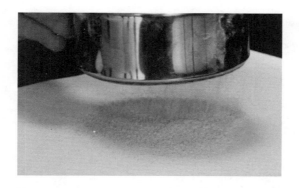

混合：将生姜汁与水按 1∶1 的比例混合，加入药粉调成糊状。

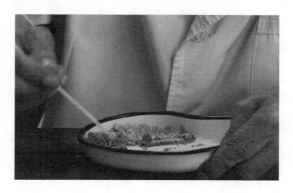

制作：将糊状药粉做成 5g 左右的药丸，共做 6 个。

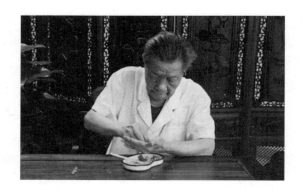

贴敷方法

用 75% 酒精棉球清洁腧穴局部皮肤。

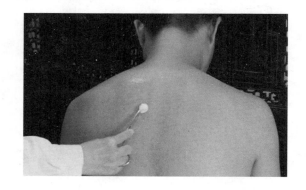

待皮肤干后,将做好的药丸压成饼状,贴于两侧肺俞、心俞、膈俞共 6 个穴点。

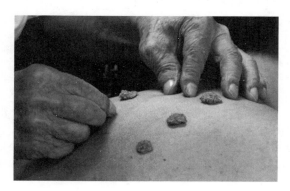

上覆刚好盖住药饼的保鲜膜。

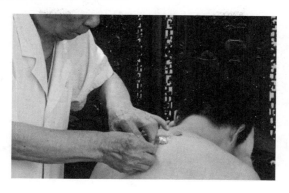

用医用胶布固定。

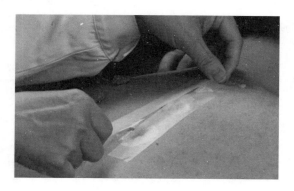

贴敷时间

传统贴敷时间为农历三伏天，一般为初伏、中伏（及闰中伏）、末伏每伏的第一天或者某一天。一般以晴天的 10:00 ~ 17:00 为佳。按每10 天为一伏计。

成人每伏贴 1 次，每次贴 4 ~ 6 小时，两次贴敷间隔 9 天。4 岁以上儿童，每伏贴 1 次，根据年龄不同，每次贴敷 0.5 ~ 4 小时，两次贴敷间隔 9 天。

一般以每年三伏期间贴 3 次（有闰中伏的年份贴 4 次）为 1 个疗程，连续治疗 3 年为佳。3 年后可以继续贴敷，以巩固或提高疗效。

注意事项

（1）白芥子一定要炒透，炒成从里到外均为黄色，否则容易起疱。

（2）冬病夏治消喘膏贴敷后，多数患者会出现局部麻木、温、热、痒、针刺、疼痛等感觉（部分患者无明显感觉），均属于药物吸收的正常反应，患者多能忍受。如果上述感觉特别剧烈，难以忍受，需及时取下药物，用清水冲洗局部。贴后局部脱皮、起小疱，则效果更好。

（3）多数敷药处的皮肤会在一段时间内遗留色素沉着。

（4）对胶布过敏的患者可换用其他黏合材料。

（5）如果患者属敏感体质，或既往用药曾出现红斑、水疱等反应，应缩短贴药时间。

（6）对药物成分过敏的患者禁用该法。

水疱处理

（1）大的水疱应以消毒针具挑破底部，排尽液体，消毒，以防感染。

（2）小的水疱一般不必特殊处理，让其自然吸收。

（3）破溃的水疱应做消毒处理，外用无菌纱布包扎，以防感染。

第四节 面 瘫 膏

面瘫膏是田从豁教授在《理瀹骈文》蓖麻子膏的基础上改进而成的，经多年的应用研究发现，其治疗面瘫和面肌痉挛有良好的疗效。面瘫膏尤其适用于面瘫，症见口眼歪斜，眼睑闭合不全，病程日久迁延不愈，甚则出现面肌痉挛或面肌联动。

准备药物

取生蓖麻子 30g，马钱子 5g，朱砂 1g。

蓖麻子味甘、辛，性平，入肝、脾、大肠、肺经，有消肿拔毒、排脓祛腐、祛风通络、逐水泻下之功。

扫码看操作

马钱子味苦，性寒，归肝、脾经，能散结消肿、通络止痛。

朱砂味甘，性微寒，归心经，具有安神、定惊、解痉、明目、解毒的作用。

以上诸药合用可起到祛风通络、镇静解痉、活血化瘀的作用。

研末制膏

马钱子打粉备用；生蓖麻子剥皮，用药钵捻碎；在药钵中添加朱砂粉、马钱子粉，加水充分捻匀、捻细成膏状，备用。

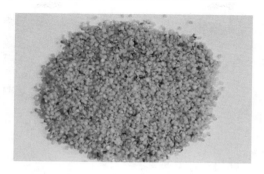

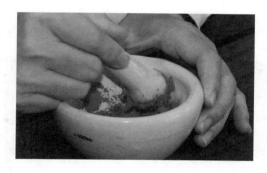

准备物品

75％酒精、消毒棉签或消毒棉球、搅拌棒、5～10mm 见方脱敏塑料胶布。

贴敷方法

取患者患侧阳白、四白、下关、地仓、颊车、翳风等穴位。每次不超过 6 个穴位，可适当减少。

先用消毒棉签或消毒棉球蘸取 75％ 酒精，于上述穴位处消毒。

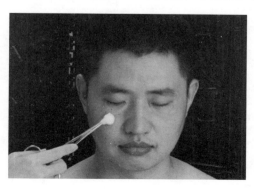

用搅拌棒取米粒大的面瘫膏，放于剪好的脱敏塑料胶布中央。

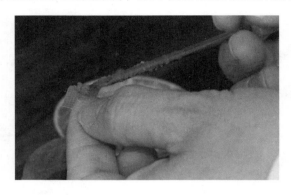

贴敷于患者患侧阳白、四白、下关、地仓、颊车、翳风等穴位上。

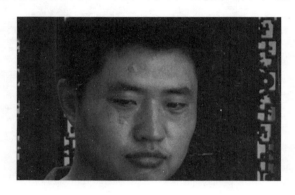

6 小时后患者可自行摘除敷贴。隔日贴敷 1 次，10 次为 1 个疗程。休息 1 周后再进行第 2 疗程。

注意事项

局部刺痛反应明显者可提前取下，取下后用清水洗面，不要搓揉。贴后皮肤可有红色的色素沉着，一般 1～2 天可消失。

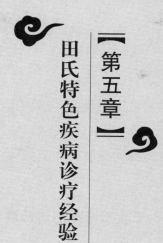

【第五章】

田氏特色疾病诊疗经验

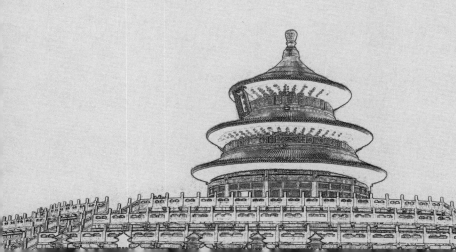

第一节 咳 喘

咳喘是肺病的主要临床表现，对于咳喘的治疗，田从豁教授有着多年的临床经验，也总结出了一套独具田氏特色的方法，田从豁教授曾针对咳喘的诊治思路做过详细的讲解，为全面展示田从豁教授的临证思路，现将其讲稿整理如下。

一、田从豁教授关于咳喘诊疗的访谈讲稿

1. 治疗咳喘，只注意肺是不够的

作为一个临床医生，治疗的目的是增强患者的自身修复能力，提高其免疫功能，以达到防病治病的目的。治疗任何疾病，都是以这样一个总的目的为方向的，具体方法可以包括针灸、汤药、推拿、按摩等。方法多种多样，可以自行选择，但是，治疗开始时都必须有一个认病和认证的过程。这个过程，我认为应该是病、证结合的，也就是中、西医结合的过程，形成一个正确的指导思想。

在辨证论治的基础上，还要进行对症治疗。具体到针灸治疗方面，我主张理、法、方、穴、术相结合，同时，针灸、汤药、按摩等治疗方法也应该做到有机结合，至于哪个先用，哪个后用，也是有一定的规律的。

下面我们具体来谈一下咳喘这个病。

咳喘以肺气上逆为总的病机。治疗之初，一定要把呼吸系统与其他系统、脏腑之间的关系搞清楚。比如肺与脾、胃、肾、心都是有关系的，具体是什么关系一定要了解清楚，互相借鉴。呼吸系统的病与肾密切相关，有时还影响心脏，所以只注意肺是不够的。另外，不同病期，着重点不一样，如哮喘急性发作期以平喘为主，慢性期则既要扶正、又要祛邪。

我是怎么进入到咳喘这个治疗领域当中的呢？这得从 20 世纪 70 年代说起。20 世纪 70 年代初，毛主席患慢性气管炎，经过会诊，使用一

些方法治疗但效果并不理想。卫生部提出，派人到各地研发一些新药物，再进行治疗。当时派出中医、西医两个组。卫生部中医研究院组织了中医组，中国医学科学院组织了西医组。每个组都包括临床和基础研究人员一套完整的体系，以便于对比疗效。我们的第一站是哈尔滨。我们首先了解了哈尔滨一带都有哪些治疗喘证有效的药物，后来主要筛选出两种药物：满山红和暴马子。这两种药物对慢性气管炎止咳平喘效果都不错。在哈尔滨研究了近1年后，我们又到山西参加痰饮丸的研究，之后我又去了天津，参与研究咳喘膏。3年过去了，通过对这3个药的研究，我对咳喘的治疗有了一定的心得。当时，卫生部成立了气管炎办公室，我是中医组组长，负责很多中央领导人的治疗工作，忙得不亦乐乎。在这个阶段，除了用药，我还用针灸的方法。在之后很长一段时间，人们都认为治疗咳喘是我的专长，我也确实治疗咳喘治得最多。

2. 咳喘的治疗难点和针灸治喘的优势

咳喘的治疗难点是如何彻底治愈。在对症治疗方面，我们总能找到一些办法缓解症状，但是，想完全治好是非常难的。比如说，急性期平喘，取尺泽、孔最，特别是孔最，治喘效果是非常好的，孔最还有预防咳血的功效。除尺泽、孔最以外，还有定喘、天突，都可以用。对受凉后引起的咳喘，鱼际有效。

在喘证治疗过程中，针灸对平喘、止咳都是有优势的。针灸起效快，患者有时治疗一次，咳喘就明显减轻，治疗几次以后，病情就稳定了，所以针灸治疗喘证很受人民群众欢迎。

3. 以哮喘为例谈针灸治疗咳喘思路

哮喘需根据不同证型进行治疗。经脉主要涉及肺经、肾经、胃经、脾经。脏腑方面，主要累及肺、脾、肾。具体来说有这样几种方法。

第一种方法，主要针对哮喘急性发作期，治疗原则可以概括为：平喘为先、治肺为主、扶正相随、坚持巩固。取穴方面，以手太阴肺经为主，具体穴位包括：孔最、天突、肺俞、脾俞、肾俞。

第二种方法，主要针对脾肾两虚的患者，取穴包括：太溪、肾俞、肓俞、命门。

第三种方法，取以下穴位：足三里、丰隆、中脘、脾俞、三阴交。

这个穴位处方主要作用是化痰。

第四种方法，以取背俞穴为主，包括：肺俞、心俞、膈俞。这组穴位组方主要应用于冬病夏治消喘膏穴位贴敷。

以上这些经验是怎么总结得来的呢？一开始我们使用背俞穴进行穴位贴敷，后来逐渐增加穴位，治一脏调五脏。哮喘影响到肾了，需要增加什么穴位，影响到脾，需要增加什么穴位，逐渐总结应用，丰富经验。

在治疗过程中，还要注意心身同治。要细心询问病史，关心体贴患者。医生的医德特别要强调，否则疗效大受影响。另外，医生要注意练功，也就是练气功。我平时主要练习调节呼吸的气功，目的是调节呼吸平衡。练习的时候，先吸气，气纳丹田，用鼻吸入，用口呼出。呼气要慢，呼气时，气从丹田出，顺督脉到头顶，再吸气，气沿任脉下行，直到丹田。这种呼吸运动先做 3~5 分钟，以使自己静下来。人安静下来后，使气由任督脉运行到全身，再向右臂或左臂运用。气运用到左手（押手），主要是为了寻穴按经。除了要找到穴位所在的体表部位，还要结合自己按穴的感觉，即手按下去不是太硬，也不是太虚，患者同时也有一定的反应，这才是真正穴位的所在。找到穴位以后，用左手（押手）指甲按住，右手（刺手）运气到手指，手指运气到针上，速刺进针。进针后气入皮内、皮下、筋骨间，产生一定的针感。有时候针感不明显，可以把针提起，换个方向，行捻转等手法。针感包括两个方面，一方面是医生针下有紧缩感，另一方面是患者有得气的感觉，两方面同时具备才能开始留针。要取得好的效果，最理想的是气至病所。比如，针刺足三里，针感传导到胃，甚至可以到达头部，这样治疗胃痛、头痛效果较好。

4. 何时用针灸，何时需配合药物

说到和其他方法的配合还是得具体问题具体分析。如果单用针灸效果明显，那么就坚持针灸。如果治疗以后还是有一些问题没有解决，比如痰还是很多，就要考虑加用其他方法。其他方法中，首选是灸法。在多种灸法当中，直接灸效果较好。我常选穴大椎，进行浅灸即可，使局部起小水疱，通常不留瘢痕。第二可选的是中药。中药处方和药物都很多，临床都可以选用。埋针效果也不错，用 T 型针比较方便。还有就是梅花针，主要取夹脊穴，从大椎到尾骨都要叩刺。其他方法像拔罐随时都可以配合，拔罐对热证、寒证都有效，对热证疗效比较好。

另外，对于哮喘的并发症，比如变应性鼻炎、荨麻疹等，也要同时加以治疗。迎香、鼻通、上星、百会都可以应用。并发症治疗好了，也利于哮喘的治愈。

5. 以哮喘为例谈针灸治疗咳喘的操作要点

急性期我一般先选用大椎、定喘。对大椎针刺时针尖向上或者向下沿皮平刺，刺定喘时向督脉斜刺或者向下沿皮平刺。操作上大椎用 1.5 寸针进针 1 寸，定喘用 1 寸针进针 7 分。如果症状不缓解，再取尺泽、孔最。针刺孔最时，最好使针感传到胸部，气至病所。我在瑞士抢救何塞·万徒勒里时，就通过针刺双侧孔最配合涌泉隔蒜灸，止住了他的大咯血。

急性期和恢复期针刺尺泽，总的来说都要有针感，这才是最主要的。

对于哮喘的治疗要持续的时间这一问题有以下原则。一般来说，14 岁以下的儿童，平喘以后，最少还要治疗半个月。儿童有过敏体质，病程长，多次发作者，则要配合中药，或者是温和灸，以增强免疫功能，减少感冒和哮喘的发作次数。对于老年患者，尤其是身体虚弱的患者，治疗的目的不只是平喘，还要调整他的体质，所以针灸治疗不能突然停止。

针灸治疗哮喘是有季节性的，患者的发作期是哪一个季节，就在哪一个季节开始治疗，并且在第二年发作之前，继续治疗。

针刺手法上，急性期（发作期）多用泻法，缓解期多用平补平泻法。

6. 对针灸治疗哮喘的一点建议

治疗哮喘一定要辨证论治，比如有没有脾、肾的问题，肺气虚到了什么程度。儿童哮喘并发症少，治疗比较容易，应用大椎、定喘、尺泽、孔最多数能够控制，合并鼻炎时可以加用风池、鼻通。老年性的哮喘，并发症多，很多都合并肺心病、肺气肿等，治疗比较复杂，需要以扶正为主、祛邪为辅，辨证要清楚，看患者是肺气虚，还是心气也虚，不能只顾平喘。

学生体会：田从豁教授治疗咳喘针、灸、药并用，方法灵活多样，体现了疾病的复杂性和治疗的灵活性；辨证上分寒热虚实，并根据疾病分期有重点地加以治疗；取穴上以治肺为主，多取肺经和胸部气街的腧穴；刺法上强调针感，最好能达到气至病所，即针感到达胸部。

在跟诊过程中，田从豁教授的学生们总结了田从豁教授治疗咳喘的针灸治疗方法，现以临床上常见的支气管哮喘为例，分享田从豁教授治疗咳喘的经验。

二、田从豁教授针灸治疗哮病经验总结

（一）概述

哮病，是以喉中哮鸣有声，呼吸困难，甚则喘息不能平卧为主症的反复发作性肺系疾病。哮病相当于西医学中的支气管哮喘，此外，喘息性支气管炎及慢性阻塞性肺疾病等引起的哮喘也可参考本病治疗。

（二）病因病机

哮病的病位在肺，病因是伏藏在肺中的"夙根"被外邪引动，导致肺宣肃功能失常，气道失司，气机发生逆乱，上逆为喘急气短，下滞为胸膈满闷。其根本病机为气机运行失常。

（三）治疗

田从豁教授治疗哮病多遵循分期、多疗法的治疗原则，且以治肺为主。多疗法结合是指根据患者病情选取针刺，或灸法，或拔罐法，或刺血法，或中药外用。治肺为主是指在治疗哮病时将治肺贯穿始终，不分时期，不分证型，将治肺作为一切治疗的基础。

1. 急性发作期

治则：平喘为先，祛邪为辅，急则治其标。

穴方：孔最、天突、定喘、夹脊穴。寒喘配大椎、风门、列缺等；热喘配尺泽、鱼际、丰隆等。

扫码看操作

孔最用 1.5 寸毫针斜刺 1.2 寸。孔最是手太阴肺经郄穴，是即刻平

喘效穴，为田从豁教授特色用穴，可宣肺止咳、降逆平喘。

天突用1.5寸毫针平刺。患者坐位，抬头，术者刺手持针，押手辅助压住局部皮肤，针尖向下平刺，迅速刺过表皮到皮下，沿气管外壁向下刺入0.8寸，不留针。天突穴位于任脉上，为"阴维、任脉之会"。针刺天突穴时应谨慎，针刺时要避免刺入气管和动脉。

定喘是位于第七颈椎的华佗夹脊，用1.5寸毫针向下斜刺1.2寸，为治疗本病的特效穴。

夹脊穴用1～1.5寸毫针向下斜刺0.8～1.2寸。夹脊穴属经外奇穴，因其行走于后背，与督脉和足太阳膀胱经并行，一针连及二经，能起到与针刺督脉穴和背俞穴同样的治疗作用。一般多用肺俞、心俞、膈俞、脾俞、肾俞所对应的夹脊穴。以上针刺操作后，留针30分钟。

寒喘表现为喘息咳逆、呼吸急促，痰多色白清稀，甚则量多起沫，可伴有恶寒发热、无汗、头痛、鼻塞；舌苔薄白而滑，脉浮紧。

大椎取1.5寸毫针向下平刺，兼有鼻部症状时可向上平刺，进针1.2寸。提插、捻转，用补法。

风门是风邪出入之门户，用1.5寸毫针向下斜刺0.8寸。

列缺为手太阴络穴，用1寸毫针向肘部斜刺0.3寸。

热喘表现为喘逆上气，息粗鼻煽，胸部胀痛，痰多质黏色黄、难咳伴胸中烦闷、身热、有汗、口渴、尿赤、便秘。舌红苔黄或黄腻，脉滑数或浮数。

尺泽，属手太阴经，为水合穴，取1.5寸毫针，直刺0.8寸，或点刺出血。

鱼际，为手太阴荥穴，有清肺热作用，取1寸毫针，直刺0.5～0.8寸。

丰隆，为足阳明之别，是络穴，有化痰之功。取1.5寸毫针直刺1.2寸。

2. 慢性持续期

治则：益气扶正，祛邪平喘。

穴方：尺泽、肺俞、中府。肺脾气虚，配足三里、胃俞、脾俞、中脘及三阴交，以培补中焦之气血，培土

扫码看操作

生金，止咳平喘。肺肾气虚，配太溪、肾俞、肓俞及命门，以培补先天，温养后天，纳气平喘。痰多者，配丰隆化痰止咳。

尺泽用1.5寸毫针向上斜刺1.2寸。尺泽为手太阴之合穴，"合治内府""合主逆气而泄"。各背俞穴均用1～1.5寸毫针向下斜刺0.8～1.2寸。足三里、丰隆、中脘、三阴交、肓俞，以上5穴均用1.5寸毫针直刺1.2寸，命门、太溪用1寸毫针直刺0.8寸。

3. 缓解期

治则： 坚持巩固，扶正为主。

穴方： 肺俞、心俞、膈俞。

药物： 冬病夏治消喘膏。

在上述穴位贴敷冬病夏治消喘膏。

哮病的患者，多有阳虚，邪郁于肺，故冬病夏治消喘膏方中多用辛温之药，以散其寒。方中白芥子、细辛、延胡索、生姜皆为辛温之品。其中白芥子能利气豁痰，除寒暖中；细辛主逆上气，开胸中滞结；延胡索活血理气；生姜祛痰下气，消痰水气满；甘遂性味苦寒，能破癥积，泻水逐饮。以上几种药物相伍，起祛痰止咳、活血化瘀、除寒散肿、行气利水、降气平喘的作用。借自然界之阳补机体脏腑之阳，为固本之法。

冬病夏治消喘膏的制备及用法见第四章第三节。

田从豁教授按：治疗咳喘采用分期、多疗法的治疗原则。

（1）分期治疗：详审病情，辨析证因，切中病机，准确施治。

（2）多疗法结合：根据病情选用针刺或配合灸法、拔罐法、刺血法、中药外用等。

另外，治肺为咳喘治疗的基础，治疗时不分时期、不分证型，对所有患者均需将治肺贯穿始终。

第二节　中　风

一、概述

中风是以猝然昏仆，不省人事，伴口眼歪斜、半身不遂、言语謇涩或无昏仆而仅以歪僻不遂为主症的一类疾病。因发病急骤，病情变化迅速，与风之善行数变特点相似，故名"中风""卒中"。急性期内风、痰浊、邪热、瘀血等标实症状突出。临床也常见以眩晕、可逆性肢麻、瘫软、语言謇涩、昏厥为主要症状者，属中风先兆范畴，这种患者多数将发展为中风，二者密切相关。

中风相当于现代医学中脑梗死、脑出血、蛛网膜下腔出血等急性脑血管病。中风先兆相当于短暂性脑供血不足、脑血管痉挛。

二、病因病机

本病多因年老体衰，劳倦内伤，或忧思恼怒，嗜食烟酒厚味等多种原因，导致脏腑阴阳失调，气血逆乱于脑而发病。中风先兆多因肝阳上亢、痰火上逆所致。

临床诊治，则当先辨是中风先兆还是中风。中风先兆一般症见眩晕，可逆性四肢瘫软、麻木，语言不清，多因肝阳上亢、痰火上逆所致。中风又当首辨是中经络还是中脏腑，二者主要的区别在于神志是否清醒。其次，辨虚实。本病以本虚标实为主要表现，有上盛下虚之特点。本虚包括肝肾阴亏、气血不足；标实则为风、火、痰、瘀，横犯经遂，蒙蔽清窍。上实为气血逆乱，上冲犯脑；下虚则以肝肾两虚为主。急性期中经络常见肝阳暴亢、痰瘀痹阻、痰热腑实型；而后遗症期、恢复期多以风痰瘀血、痹阻脉络、气虚血瘀、阴虚风动者常见。中脏腑又可细分为闭证和脱证。前者有痰火闭窍和痰湿蒙窍之区别，后者以元气败脱、心神散乱最为危重。

三、治疗

（一）分型论治

1. 中风先兆

治则：降气化痰，平肝潜阳。

穴方：风池、太冲、阳陵泉、丰隆、足三里。

方义：中风先兆多因肝阳上亢、痰火上逆所致，该阶段应及时控制病情，勿使进一步发展为中风。胃为水谷之海，《灵枢·五味》称之为"五脏六腑之海"，其经脉运行、出入的部位，上在气冲处，下在足阳明胃经足三里处，故选足三里，调理气血。另外，配丰隆，降气化痰；配太冲、风池、阳陵泉，平肝潜阳。均宜泻法。该法取"治痰先治气，气顺则痰自清"之意。

2. 中脏腑

（1）闭证。

治则：启闭开窍。

穴方：人中、劳宫、十二井或十宣。

（2）脱证。

治则：回阳固脱。

穴方：神阙、气海、关元。

方义：病情演变至中脏腑的阶段分闭证和脱证。闭证多因痰火蒙窍或痰湿阻窍，阴阳经气不能相接所致，故而以开窍启闭为法。督脉的末尾穴有人中、龈交二穴，分别在唇外、唇内，与任脉经气相接，督为阳脉之海，任为阴脉之海，重泻人中，可启闭开窍，交通阴阳；取十二经井穴及十宣刺络放血，可清热开窍，交通三阴三阳之经气；配心包经荥穴劳宫可泻心火，醒元神。脱证属本病的最危之候，多见元气败脱，心神散乱，阴阳离决。《黄帝内经》曰："元阴元阳之交关，故为关元。"神阙为元神之阙门。关元、神阙配气海，重灸施治，可培补元气，回阳救逆。

3. 中经络

（1）急性期。

治则：醒脑开窍，清热息风。

穴方：百会、风府、风池、大陵、行间、丰隆。

方义：病至中风，其急性期多见肝阳暴亢，痰火上逆，故治以醒脑开窍，泄热息风。百会、风府为督脉之穴。《难经·二十八难》曰："督脉者，起于下极之俞，并于脊里，上至风府，入属于脑。"督脉统督诸阳，为阳脉之海，选百会、风府，可通督脉之阳气，升清阳。行间为肝经荥穴，风池乃风邪出入之途径，配之可泄肝热，镇肝息风；大陵为心包经之原穴，心为君主之官，心包经常代心受邪，泻大陵，可宁心安神。配丰隆，施泻法，乃取降气化痰之意。本方主要针对急性期多风、痰、火之实证所设。

（2）恢复期后遗症期。

治则：通经活络。

穴方：百会、舌下、极泉、曲池、环跳、绝骨、足三里。肢体弛缓者多选用极泉、肩髃、曲池、合谷、八邪、环跳、阳陵泉、绝骨、解溪，以患侧为主。肢体拘紧者多选用极泉、曲池、尺泽、大陵、天井、环跳、曲泉、三阴交、绝骨，以双侧为好。

方义：恢复期及后遗症期多遗有风痰、瘀血阻痹脉络，故针刺时以局部经穴为主，或针刺双侧穴位，并依据舌脉，随证加减。其中肢体拘挛是后期常见症状，拘挛收缩属阴，舒展伸张属阳，阴有余而阳不足，则见拘紧不舒，故临证以泻阴经、补阳经为法。诸穴应交替使用，尽量避免过强刺激，导致痉挛加重。

（二）操作方法

1. 中风先兆

针刺用泻法或平补平泻法，每日1次，每次皆针30分钟，足三里可加温针灸，10次为1个疗程，疗程间休息1周，一般连续治疗3个疗程。症状完全缓解后，每季度针灸1个疗程，可隔日针灸1次，在上述穴中，每次选2～4个穴交替使用。或自灸足三里15分钟，以温热为度，亦有预防中风的作用。

2. 中风急性期

无论中经络还是中脏腑，皆可以立即针灸治疗，且越早针灸者，死亡率越低，后遗症也越少。当然现代医学的抢救措施也是完全必要的，只是应早期配合针灸，不应等到后遗症期才考虑针灸治疗。

如为中脏腑之闭证，先取十宣或十二井穴，用三棱针点刺放血，每穴要出血 5 滴以上，针后立即自动出血的穴位，不必压迫止血，待其自然凝血，必要时还应挤压出血；针刺人中或劳宫，每天可针刺 2 次，若患者知痛，有针刺反应，则预后较好。若连续治疗 2~3 天无任何反应，则多预后不良。属脱证者，立即隔盐灸神阙，以温和灸灸气海或关元 30 分钟，每日 2 次，连续治疗 2~3 天。若患者意识转清，闭、脱证好转，则可改用急性期或恢复期治疗方案。

中风中经络急性期，针刺百会、风府平补平泻，余穴以泻法，每日 1 次，每次留针 30 分钟，10 次为 1 疗程，疗程间休息 1 周，一般连续治疗 3 个疗程后，改为恢复期治疗方案。

3. 恢复期

肢体取穴以患侧肢体的阴经为主，辅以阳经经穴，平补平泻，若患者肢体痉挛严重，则在阴经上施以补法，若患者体质虚弱则双侧取穴或单取健侧腧穴，各穴可交替选用，针对伴随症状进行加减。语言謇涩：取穴廉泉、通里、哑门。口眼歪斜：取穴地仓，并分别向颊车、下关、颧髎方向施以透刺，且配承浆、迎香。吞咽困难：取穴人迎（双侧）、大椎、风池（双侧）、风府、廉泉。肩痛不举：取穴肩井、天宗、肩贞。腕无力：外关温针灸，补阳谷、阳池、阳溪。手指肿胀：十宣轮流放血，刺八邪、列缺。二便失禁：取穴肾俞、关元、次髎、会阳，以上均取双侧腧穴。便秘：取穴天枢、上巨虚，热结腑实加支沟、腹结，虚秘加足三里、气海，均取双侧。尿潴留：取穴阴陵泉（双侧）、中极，可加温和灸。足内翻：灸内踝下，丘墟透照海，申脉透照海。手臂拘挛：灸手三里、腕骨。（上述腧穴无标注者均为患侧取穴。）

4. 治疗后期

必须注意舌脉，判断虚实，以调整脏腑功能，多用健脾益气之法，如此方可取得事半功倍之效。

5. 芒针通督法

田从豁教授认为基于督脉的特点，在治疗上宜采用芒针通督法治疗中风，尤其是出现上肢功能障碍、癫痫发作、严重失眠等症状者。

（1）针具：田从豁教授通督所用芒针规格按长度大致分为125mm、175mm、380mm、500mm、1200mm几种，其中500mm、1200mm芒针为田从豁教授定制，直径为1mm。针具消毒可以采用高压灭菌法，也可采用0.2%戊二醛浸泡消毒。由于芒针过长，护藏不当易出现针尖卷毛或钩曲，故在使用前应先检查针具是否完好。临床根据病情选用不同芒针，一般病情重、病程长、病机复杂者选用较长芒针，病情轻、病程短、病机简单者选用较短芒针。

（2）患者体位：田从豁教授一般要求患者采用俯卧位、侧卧位，或背对术者而坐，尽量保持脊柱正直，不能过于前后屈或侧弯，头略前倾，以免针刺入后难以掌握方向。使用较长芒针时，田从豁教授对患者体位要求较严格，因背部脊柱两侧均有重要脏器，针尖偏斜可能会刺伤脏器，有一定危险。

（3）取穴：以督脉背部腧穴为主。由上向下透刺时，以取大椎、陶道等上部腧穴为主；由下向上透刺时，可取命门、脊中等偏下部腧穴。临床以由上向下透刺应用较多，主要是因为由上向下透刺操作时针刺方向、针尖到达部位等相对容易控制，危险性相对较小。另外大椎为诸阳之会，是田从豁教授调和气血、祛瘀生新最为常用之穴，可用较长芒针直透至命门，一针透多穴，往往产生立竿见影的效果。

（4）操作：针刺之前，患者皮肤及术者双手均需用75%酒精消毒。芒针的手法，田从豁教授认为必须双手配合，一般以右手为刺手，左手为押手，越长的芒针，押手的操作越重要。针刺时，刺手的姿势为执笔姿势，即用拇、食、中指第一节夹持针身下部，用无名指抵住针身，押手持针柄，使针尖抵触皮肤，利用刺手指力和腕力下压，押手配合，迅速刺过皮肤，然后沿脊柱后侧透刺，刺手夹持针身下部向下透刺，押手握住针柄掌握方向。380mm、500mm、1200mm芒针因针身过长采用弯针刺法，押手握住针柄，使针身向左下方弯曲，形成近似"n"形，刺手向下刺入的同时押手上下前后摆动，以控制针刺方向，随着针刺深入，针身的体外部分逐渐变直，直到针尖到达应刺深度再施补泻手法，为操作安全起见一般不采用提插法，而是采用呼吸、捻转、徐疾补泻法。如嘱患者吸气，同时术者拇指向前用力，出针时快速出针，疾按针孔为补，反之为泻。捻转手法轻巧，幅度在 180°～360°之间，左右交替，不能一直向同一方向捻转，防止肌纤维缠绕针身，增加患者的疼痛。若患者不能配合或精神意识障碍，则要有助手配合操作。125～175mm 芒针可留针 20 分钟或不留针，380mm、500mm、1200mm 芒针不留针，以免发生意外，出针时要注意使针身保持一条直线，沿刺入方向反向拔出，不要弯曲或硬行拔出。芒针通督法不宜每次均用，对于实证可每星期应用 1 次，对于虚证可两星期应用 1 次，并应根据病情的好转情况逐渐改用较短芒针，芒针通督法透穴较多，刺激较强，这本身就有一定泻法的作用，故对于虚证患者更不可应用过频。

四、注意事项

中风患者致残率极高，且复发率高，故临床治疗应以预防中风、降低致残率为原则。温灸足三里是有效预防方法之一。《针灸大成》曰："但未中风时……便宜急灸三里、绝骨四处，各三壮，后用生葱、薄荷、桃柳叶四味煎汤淋洗，灸令祛逐风气自疮口出。如春交夏时，夏交秋时，俱宜灸，常令二足有灸疮为妙。"

本病后期，极易发生肢体拘挛、足内翻、肩-手综合征等并发症，且一旦形成则不易纠正，故治疗必须从早期预防开始。即使一些处于后遗症期的患者，也不能因肢体功能短期内得不到恢复，而失去锻炼的意志，致肢体残障加重，而应持之以恒，以达到远期的疗效。

本病的急性期，尤其是中脏腑之危重阶段，必须综合治疗，以免贻误病情。

田从豁教授按：中风患者在接受针刺治疗的同时应注意配合正确的功能锻炼，这样可减少后遗功能障碍。原则是早期应在专业医生指导下进行功能锻炼，以免出现异常的姿势和运动模式，恢复后期可以做较简单、节奏较缓和的体操或打简易太极拳等进行锻炼。

对于病程较短，能够配合的患者，治疗时可以选择四神聪透刺百会，此法要求强刺激，快速捻转，或用电针，刺激程度以患者能耐受为度。10 次为 1 个疗程。施针过程中，须要求患者配合活动患肢。语言障碍者，加舌下穴；肢体水肿，加水分、气海。对于中风早期的患者，功能锻炼可与针刺治疗同时应用，也可在针刺治疗结束后再进行。对于肢体痉挛的患者，可以选择拨筋刺法，选取极泉穴，用 2 寸毫针刺入后，弹拨大筋。

第三节　面　　瘫

一、概述

面瘫，中医称"口僻"，是以颜面向健侧歪斜，患侧眼睛不能闭合，额纹变浅，鼻唇沟消失，患侧口角下垂，伴见麻木、松弛、流涎、流泪，甚至舌尖麻木，耳周疼痛，听觉过敏等为主要临床表现的病症，病程较长的患者尚会出现面肌跳动、挛缩，或"倒错"现象，即口角反偏向健侧。

临床上以特发性面神经麻痹最为常见，此外，水痘－带状疱疹病毒引起的 Hunt 综合征及外伤、脑部肿瘤等所致的周围性面瘫，以及脑血管病所致的中枢性面瘫均可参考本节内容。

二、病因病机

中医学认为本病乃劳作过度，机体正气不足，脉络空虚，卫外不固，风寒或风热之邪乘虚入中面部经络，致气血痹阻，经筋功能失调，筋肉失于约束而致。

三、治疗

治则： 疏风，活血，通络牵正。
穴方： 承浆、地仓、颊车、阳白、四白、大迎、合谷、鱼腰。
操作： 田从豁教授在针刺方向上亦有讲究，并非单纯地直刺，而是根据病情采取斜刺或平刺。如口角下垂者，地仓多向外上方斜刺；鼻唇沟变浅者，迎香、四白也是向患侧外上方或向上斜刺；额纹变浅者，阳白、鱼腰、丝竹空等穴均向患侧平刺。其目的主要是促进气血向针刺方向运行，以促进局部症状更快地得到改善。

方义： 本病的证候，均与三阳经有关，故本组处方以三阳经为主。阳明经多气多血，太阳经多血少气，少阳经少气多血，督脉总督一身之阳。本方重在调节三阳经及督脉的经气，促进面部局部经脉气血畅通，达到疏风、活血、通络牵正的目的。方中承浆属任脉，为足阳明经、任脉之会，有祛风通络之作用，地仓为足阳明经穴，为手、足阳明与阳跷脉之会；颊车又名曲牙，亦叫机关，明代针灸医家高武，认为此穴是足阳明胃经脉气所发。二穴相配是治疗口眼歪斜的主穴，合用能增强疏风通络、调气活血的作用。大迎又名髓孔，为手、足阳明经之会，主治失音不语、口眼歪斜，四白为足阳明胃经脉气所发，二穴相配，能疏通手、足阳明经脉。阳白为足少阳经、阳维脉交会穴，主治眼睑下垂、面瘫。合谷为手阳明大肠经之原穴，肺与大肠相表里，取之既可清大肠以利肺气，又可活血而祛风，取"血行风自灭"之意；鱼腰为奇穴，位于眉毛正中处有疏风明目助眼睑开合之功能。

四、特色总结

（1）田从豁教授在临床应用时并不拘泥于以上穴位，也并非每次都将以上穴位全部选用，而是根据患者的病情及个体差异，灵活又有重点地选取最适合该患者病情的穴位。如额纹变浅明显的患者，主要以患侧阳白为主，同时加用攒竹、鱼腰、丝竹空等穴；患侧眼裂闭合不全伴有流泪的患者，则主要选取睛明、瞳子髎、承泣、四白、球后等；鼻唇沟变浅甚则消失者，选取迎香、四白、巨髎、颧髎、口禾髎；患侧口角下垂伴流涎、呐储食者，在地仓透颊车的基础上，配合应用口禾髎、承浆、夹承浆。

（2）分期论治。①本病早期，病邪尚轻浅，邪气在肌肤腠理，治疗时，田从豁教授常采用闪罐配合浅刺，且重视灸法的运用。田从豁教授在面瘫早期重视灸法的运用，经常配合使用隔姜灸、苇管灸，以其温热效应来祛除外邪，且灸法有温通经脉的作用。②对于中晚期病程较长、缠绵不愈的患者，田从豁教授在针刺时往往采取深刺的方法，另外还会配合使用内颊车放血及穴位贴敷疗法，以促进疾病恢复。

（3）加用穴位贴敷：多用于难治性的面瘫，如术后损伤，或后遗症明显的患者。面瘫膏制作及贴敷法详见前文。

（4）重视调理全身：田从豁教授在治疗面瘫时，除灵活选取局部穴位及配合使用各种辅助疗法外，另具特色的是重视调理全身，所选穴位有的虽不能作用于病变局部，却通过调理全身气血及阳气而达到整体调节的目的，充分体现了中医治病的整体观念。如选用大椎、风池、足三里、三阴交等，对于年老体弱、肾气不足者可加用脐周四穴补益肾气。

（5）中药治疗：虽然针刺疗法治疗本病的效果明确、疗效显著，但对于有些单纯针刺治疗效果不显，或久病难以恢复，或合并风、寒、湿、瘀血之邪，或素体虚弱、年老体虚等病情复杂的患者，田从豁教授通过多年的临床经验总结出，配合中药治疗，可以更有针对性地对患者的全身状态进行调理，针药并用，内治与外治相结合，体现了中医治病的整体观。

> **田从豁教授按：** 对于后遗症期的面瘫患者，其病位主要在局部经筋处，以太阳、阳明、少阳经筋病变多见，可根据面瘫后遗症状部位所属经筋循行，选取相应的穴位，取穴应少，针刺深度宜表浅，且刺激量宜小，多用透刺法，既能有效避免出现面肌痉挛、倒错等并发症，又可促进面部神经功能的恢复。

第四节 癫 痫

一、概述

癫痫，中医古称"痫病"，是以发作性意识丧失，甚则突然仆倒，昏不知人，口吐涎沫，两目上视，肢体抽搐，或口中怪叫，移时苏醒，一如常人为主要临床表现的一种病证。发作前可伴眩晕、胸闷等先兆，发作后常有疲倦乏力等症状。

二、病因病机

田从豁教授认为癫痫的病机一般为虚实夹杂，风、火、痰、瘀、惊为主要致病病因，其病位在髓海，病变与督脉、任脉功能失调或失养相关，病程缠绵，日久难愈，临床症状复杂多样，涉及不同的经脉，治疗亦较复杂。该病发病时主要表现为突发的意识丧失、肢体抽搐等，其根本病机为脏腑功能虚损或先天禀赋不足，导致体内痰湿等病邪内蕴，发作时肝风挟邪气上抗髓海，导致督脉、任脉功能失调，神机被蒙，元神失常，阴阳失衡。

三、治疗

癫痫的总治则应为消除病因、通督调神，以控制其发作；调整脏腑、经络、气血功能，以巩固疗效，防止复发。

（一）发作期

治则：醒神开窍。

穴方：人中、百会、合谷、太冲。

扫码看操作

操作：成人癫痫发作期多用 1～1.5 寸毫针针刺。人中向上斜刺，百会采用丛刺法，即针刺百会后再在左右各刺入 1 针，进针后行捻转强刺激手法 1～2 分钟；四关，即两侧合谷配太冲，取穴进针后用泻法。若患者为儿童，则选用 1 寸毫针，针刺深度稍浅。癫痫为顽疾，邪气入深，留针时间长则效果更佳，一般情况下应留针 60 分钟。但对于临床小发作的患者或儿童患者，留针时间不应超过 30 分钟或不留针。

方义：癫痫发作期的特点为发病急，持续时间短，治疗时可取人中、百会、合谷、太冲等。人中为督脉穴，强刺激有醒神开窍、息风止痉之效；百会亦为督脉穴，有醒神开窍之功；合谷配太冲即四关穴，为全身气血生化之源和运行之枢，可协调各脏腑的功能，发挥"大开通"的作用，从而到行气活血、平肝息风之目的。以上诸穴相配，共奏醒神开窍、息风止痉之效。

（二）间歇期

治则：通督调神。

穴方：百会、风府、大椎、陶道、无名、长强等。

操作：成人癫痫间歇期多选用 1～1.5 寸毫针针刺。

扫码看操作

百会采用丛刺法；风府进针不超过 1 寸；其他督脉穴位从大椎处开始进针，将针刺入皮下棘突上方，进而沿督脉循行向上斜刺进针 1.2 寸，将针尖刺入棘间韧带中，然后再分别取陶道、无名依法进针；长强针刺方向斜向下。若患者为儿童，则选用 1 寸毫针，针刺深度稍浅。若患者为儿童，则选用 1 寸毫针，针刺深度稍浅。一般留针 60 分钟。但对于临床小发作的患者或儿童患者，则留针时间不宜超过 30 分钟或不留针。

方义：百会、风府为督脉要穴，《灵枢·海论》中记载"脑为髓之海，其输上在于其盖，下在风府"，说明百会、风府是髓海本腧，为调理髓海要穴。大椎为手足三阳经与督脉之会，有通督调神、清热镇静的功效；陶道擅长调理气机、息风宁神；无名为田从豁教授治疗癫痫的经验穴；癫痫时发时止，反复发作，日久影响五脏的功能，导致五脏阴阳俱虚，故多见虚实夹杂、正虚邪实的情况；长强为督脉起始穴，是疏通督脉阳气的重要穴位，有阀门的作用。上述穴位合用，可增强对督脉经气的调整作用，既能补虚助阳，又能清热调神、调理气机，对于癫痫有很好的疗效。

三、注意事项

（1）中西医结合治疗。田从豁教授在治疗癫痫时强调中西医结合治疗，针药并用，长期治疗。多数患者初诊前已口服抗癫痫药，田从豁教授一般嘱患者继续服药，当症状减轻、发作频率减少并能维持一段时间时方可逐渐减药。此外，在针灸治疗的同时配合中药效果更佳。

（2）长期治疗。癫痫是慢性病，病程长，务必坚持长期治疗，医生要帮助患者树立信心。

（3）在特殊的时期，如青春发育期、月经来潮时，患者症状会有变化，应及时调整治疗方案。

第五节　抑　郁　症

一、概述

抑郁症是以显著而持久的情绪低落为主要特征的精神疾患，本病在中医学中属"郁证"范畴，中医认为，郁证是由情志不舒、气机郁滞所致，以心情抑郁，情绪不宁，胸部满闷，胁肋胀痛，或易怒易哭，或咽中如有异物梗塞等症状为主要表现的一类病证。

二、病因病机

田从豁教授认为，本病主要与脑相关，脑是精神汇聚之处，与精神情志密切相关；此外，还与五脏盛衰、阴阳失衡有关。

三、治疗

治疗时多从形、神论治，以通督调神为大法。

治则：通督调神。

穴方：百会、大椎或夹脊穴、膀胱经第一侧线（心俞、膈俞、肝俞、脾俞、肾俞）、膀胱经第二侧线（魄户、神堂、魂门、意舍、志室）。

操作：百会用丛刺法；大椎或夹脊穴用芒针刺法（具体操作见前文）；针刺督脉一般从大椎进针，患者坐位，低头或俯卧位，术者右手持针尖上 1 寸许处，左手辅助压住局部皮肤，针尖向下平刺，迅速刺过表皮到皮下，利用指力和腕力，压捻结合，徐徐向下，捻转宜轻巧，左右交替，幅度不宜过大，助手持针柄配合，术者用右手不断调整针刺的方向，使针体一直走行在皮下，一般留针 20 分钟左右，或不留针，出针时右手握住针柄，边缓缓上提边捻转，逐渐轻轻退出，左手用干棉球按压刺入处，出针后，按压片刻，防止针孔出血。膀胱经第一侧线和第二侧线的腧穴，针刺时针尖向下平刺，用平补平泻法，或依据病性虚实采用补泻之法。

方义：百会为手足三阳经与督脉之会；大椎为督脉要穴，总督一身之阳，用芒针深刺通畅督脉，可一针数穴，力专效宏，有通督益脑，通阳息风之功；夹脊穴位于督脉与膀胱经之间，可以增强督脉的调整作用；膀胱经第一侧线和第二侧线属于相连贯的同一经络，田从豁教授认为，膀胱经第二侧线腧穴主要调节脏腑之神，第一侧线腧穴主要调节脏腑之形。通过交替针刺督脉及膀胱经第一、二侧线穴位，能达到五神内安的效果。

三、注意事项

（1）芒针深刺通畅督脉，其操作手法较为复杂，应用前必须练习基本功，保证针体进入体内的方向和深度。施术过程中，务必十分专心，审慎从事，持针必须运用好指力。针刺过程中密切观察患者的反应，防止晕针和其他事故。

（2）针药并用。针灸以"通督调神"为治则，而中药作用持久，具有较强的祛除病邪、扶助正气的作用。对于一些病重或病情反复的患者，针药并用可以提高疗效；对于一些病情稳定、诸症基本消失的患者，中药调理可以巩固疗效及防止复发。

（3）形神并调。正如《素问·上古天真论》所谓"形体不敝，精神不散"；《类经·针刺类》亦曰："形者神之体，神者形之用。"

（4）重视头部以及督脉、任脉、膀胱经两条侧线取穴。《素问·脉要精微论》曰："头者，精明之府。"脑是精神汇聚之处，与精神情志活动密切相关。任、督二脉穴位同取可以平衡全身之阴阳。膀胱经两条侧线可调节脏腑之形、神。

第六节　五　　迟

一、概述

五迟系由患儿父母气血亏虚而致患儿先天禀赋不足，且出生后失其调养，导致大脑及全身功能发育迟缓的一类疾病，泛指立迟、行迟、齿迟、语迟、发迟等。

二、治疗

田从豁教授认为，五迟的病机为督脉功能失常、髓海失养。治疗以通督益髓、形神并调为原则。

治则：通督益髓，形神并调。

穴方：大椎、百会、四神聪、脐周四穴（水分、阴交、两侧肓俞）。再如其他受损部位经络的腧穴。

操作：大椎以 1.5 寸毫针向下平刺；百会用丛刺法，即针刺百会后再在左右向百会的方向各刺入 1 针；四神聪点刺；水分、阴交、肓俞针尖向肚脐刺入 0.5 寸。若患儿配合欠佳，亦可点刺督脉，不留针。

方义：大椎为手、足三阳经与督脉之交会穴，有调督益髓之用；百会为督脉穴，四神聪为奇穴，同为各经脉之气汇聚之处，穴性属阳，能通达阴阳脉络，连贯周身经穴，又能通督补髓、健脑养神；肓俞为足少阴经与冲脉之交会穴，为肾脉入膏膜之处，可补益肾阴肾阳，还能调理冲任，益气养血；阴交为足少阴经与冲脉、任脉之交会穴，可振奋元阳，交通阴阳；水分为任脉之穴，可通调水道，与上述两穴共同组成脐周四穴，因位处中焦，共奏补益脾胃、充养后天之功。若患儿运动发育迟缓，肢体萎软无力，身高、体重低于正常儿童等则加曲池、足三里、三阴交、绝骨、阴陵泉等穴交替选用，若患儿语言发育迟缓，语声低微等则加膻中、中府补益宗气。

三、注意事项

（1）若患儿配合差，可点刺以上诸穴或用梅花针叩刺督脉。

（2）患者针刺时宜配合功能锻炼，并加强智力训练。

（3）加强营养，科学调养，作息规律。

（4）耐心对待，医生和家属都要有耐心。

> **田从豁教授按：** 卒中（中风）、面瘫、癫痫、抑郁症以及儿童发育迟缓（五迟），都属于中医脑病的范畴。
>
> 中医学的脑病是指由各种致病因素作用于脑，导致脑的功能失调，而出现思维、感觉、情志、记忆、运动等方面失常的一类疾病。它所涵盖的范围超出了西医学中的脑病范畴，不但包括全部神经系统疾病，如脑血管疾病，中枢神经系统感染，脊髓疾病，头痛、癫痫、睡眠障碍等；还包括许多精神疾病，如精神分裂症、神经症、智力障碍等；甚至一些能引起精神症状的热性病证也被列入中医脑病范畴。
>
> 临床中针灸治疗的神经系统疾病涵盖范围比较广，目前统称为中医脑病。其主要包括三个方面：第一为中风，多为脑血管疾病，如脑出血、脑梗死等；第二为癫、狂、痫等神志病，包括狂躁、抑郁等，其中最多见的是癫痫；第三为大脑发育不全类疾病，包括发育迟缓、痴呆等。
>
> 上述三类疾病的病机总属督脉之精、气、血、津液运行不畅，导致脑髓失养，神机失用，病位在髓海，病变与督脉、任脉相关，同时涉及相关的不同经脉。"脑为元神之府"，且循行上，督脉与脑联系紧密，"督脉者，起于下极之俞，并于脊里，上至风府，入属于脑"，因此，脑、神、督脉三者有着密切的联系。
>
> 针灸治疗脑病的原理有三个方面。
>
> （1）脑为髓海，宜满宜通。王清任《医林改错》说："小儿无记性者，脑髓未满；高年无记性者，脑髓渐空。"这说明，作为髓海，脑必须保持充盛的状态才能最好地行使裁判、记忆、识别、认

知等功能。同时，《灵枢·邪气脏腑病形》指出："十二经脉，三百六十五络，其血气皆上于面，而走空窍。"空窍，是脑与五脏六腑、四肢百骸功能相连的通道，是气机流通的出入口。作为人体重要的脏器，脑的正常功能依赖于两个必要条件，即脑髓充实和空窍通畅。

（2）督脉上于脑，通督最要。督脉是奇经八脉之一，与任脉及十二经脉合称为十四经脉。《难经·二十八难》云："督脉者，起于下极之俞，并于脊里，上至风府，入属于脑。"说明督脉不仅主干直接入属于脑，其分支也络于脑，与脑有着直接和间接的联系。督脉既为阳脉之海，同时又与肾有连属关系。肾藏精，精生髓，脑为髓海，故督脉的功能状态直接影响脑的功能。所以病变在脑者，应该首取督脉。

（3）治脑非止于脑，要注重脾肾。《素问·阴阳应象大论》与《素问·逆调论》分别提到"肾生骨髓"，"肾不生，则髓不能满"。各种类型的脑病都与脾、肾有关，因脑髓之生成禀受于先天，资充于后天。《灵枢·经脉》说："人始生，先成精，精成而脑髓生。"人在出生后，则脑髓更多地依赖于肾精转化，肾精满则脑髓充。然而肾精必须依赖水谷精微濡养，中焦脾胃为后天之本，化生气血津液，资充于脑。所以，脑病的治疗在开窍醒脑的同时必须固护脾肾，否则即使当时获效，但因脑髓长期供养无源，疗效也必不能持久。

需要注意的是，脑病大多病情复杂，病程较长，治疗上要长期坚持，不要因为一点反复就放弃。头部腧穴的应用在治疗这类病中更加重要，比如百会有多种刺法以应对不同的疾患。另外，调理脏腑、平衡阴阳也需要贯穿始终。

第七节 脾 胃 病

一、概述

脾胃病病位在中焦，包括胃、肠、肝、胆等脏腑，而相关的西医学疾病涉及整个消化系统，如胃溃疡、十二指肠溃疡、胃炎、肝炎、胆囊炎、慢性结肠炎等。

二、病因病机

脾胃病的病因无外乎虚实两端。实者如忧思恼怒，气郁伤肝，肝气失于疏泄，横逆犯胃，气机阻滞，胃失和降；气郁或食积日久，郁而化热致胃脘灼痛、吞酸口苦；气滞及血而为血瘀，瘀阻脉络多为顽疾；饮食不节，暴饮暴食则脾胃气机不畅。虚者多因素体禀赋不足，或思虑劳倦过度，日久致脾胃受纳、运化失常。

其病机大致可归纳为肝郁气滞、脾胃虚弱、湿热蕴结、气滞血瘀等。田从豁教授认为，脾胃病无论哪种证型，其基本病机均可归结为脾胃失和、升降失常。

三、治疗

治则：健脾和胃，行气导滞。

穴方：梁门、中脘、下脘、气海、天枢、足三里。

扫码看操作

操作：腹部穴位可针刺梁门、中脘、下脘、气海、天枢5穴，采用1.5寸毫针向上斜刺入1.2寸左右；足三里采用1.5寸毫针直刺入1.2寸左右。均平补平泻，留针30分钟。

方义：梁门为胃经腧穴，位于胃的附近，可调整局部气机运行；中脘为胃经经气聚集之处，为胃之募穴，又为腑会，可调理中焦气机，理气和胃健脾；足三里为足阳明胃经之下合穴，为回阳九针之一，是强壮要穴，"合治内腑"，本穴对改善胃腑功能、消除胃肠功能失调所产生的病理证候，具有一定疗效，具有补中健脾之效；下脘为任脉与足太阴脾经的交会穴，天枢为足阳明胃经腧穴、手阳明大肠经募穴，此二穴位于中焦，可调中气、和肠胃、健脾胃、助运化；气海可健脾益气，补中和胃。

四、注意事项

（1）对于病程较长且体质较虚弱的脾胃病患者，可采用综合治疗以提高和巩固疗效。

（2）患者平素应注意饮食，不食生冷、辛辣等刺激性食物，定期检查。

> **田从豁教授按**：脾胃为后天之本，水谷运化之所，现在的人群普遍饮食不规律或者贪食寒凉、辛辣，生活压力大，作息不规律，运动少，故脾胃问题较多。针对这诸多因素所致的脾胃损伤，治疗时除关注脾经、胃经之外，还需要顾及厥阴经、少阳经及督脉，同时加镇静安神的腧穴治疗。病程长或怕冷明显者可在神阙加用灸法，可用艾盒灸，或在中脘行温针灸。腹部腧穴的针刺方向一般指向病所，即胃痛者针尖向上，肠道病变者针尖向下。

第八节　痹　　证

一、概述

痹者闭也，为关闭、不通畅之意，不通而痛则为痹。痹证多由外邪侵袭人体，痹阻经络，致气血运行不畅，引起肢体、关节等出现麻木、重着及屈伸不利、活动受限等症状。

痹证发生部位主要有：颈肩部、腰、髋关节、膝关节、踝关节等。

二、病因病机

本病发生的原因，多为卫气不固，腠理空疏，或劳累之后，汗出当风，或涉水冒寒，坐卧湿地等，以致外邪侵袭，造成经络阻塞不通。感受外邪只是痹证发病的一个外在条件，正虚卫外不固才是痹证发病的内在基础。

三、治疗

扫码看操作

治则：局部取穴，以治其标；益气扶正，以治其本。

穴方：扶正处方 + 局部取穴 + 辨证取穴。

（1）扶正处方：脐周四穴，包括肚脐左右的肓俞及阴交、水分；背俞四穴，包括膈俞、肝俞、脾俞、肾俞。

（2）局部取穴：于关节附近取穴，以 3 针左右为宜，又称"关节三针"。一般针刺关节顶加关节两侧部穴位，或在疼痛关节局部围刺，也可选用局部痛点，即阿是穴。

（3）辨证取穴：行痹，加风池、风市、血海；痛痹，加大椎、命门、关元；着痹，加阴陵泉、阴市；热痹，加大椎、曲池、合谷。操作时直刺穴位，平补平泻。

操作：

（1）脐周四穴：患者仰卧位，用 1.5 寸毫针斜刺或直刺 1.2 寸，平补平泻，留针 30 分钟。

（2）背俞四穴：患者俯卧位，脾俞、肾俞、膈俞、肝俞用 1.5 寸毫针向上斜刺 1.2 寸，平补平泻，留针 30 分钟。

（3）局部取穴：以肘、膝、颈椎为例。

选取肘三针穴位，即天井、曲池、少海，用 1.5 寸毫针，针尖朝向关节中心刺入 1.2 寸，平补平泻，留针 30 分钟。

患者仰卧位，选取膝三针穴位（鹤顶、内膝眼、外膝眼）、足三里，用 1.5 寸毫针，针尖朝向关节中心刺入 1.2 寸，平补平泻，留针 30 分钟。

患者俯卧位，选取颈椎三针穴位，如治疗第五、六颈椎椎体病变则在第五颈椎棘突下、第六颈椎椎体两旁处左右各刺 1 针（1.5 寸针刺入 1.2 寸），针尖均指向第五、六颈椎椎间关节，平补平泻，留针 30 分钟。

方义：水分、双侧肓俞及阴交称为"脐周四穴"，是田从豁教授治疗痹证的经验用穴。肓俞为足少阴经与冲脉交会穴，是肾经入肓膜之处，取之以益肾壮骨；阴交为任脉与冲脉交会穴，《会元针灸学》曰："阴交者，元阳之气，相交于阴，癸水之精，合于阴气，上水分合于任水之精，阳气从上而下，与元阴相交注丹田，水火既济，故名阴交。"选用该穴既可振奋元阳、驱逐阴邪，又可交通阴阳之气；水分一穴内应小肠，具有泌别清浊的功能，针之有疏通水道、运化水湿之作用。脐周四穴配合应用共奏益肾壮骨、振奋祛邪之功，重在治本。

膈俞、肝俞、脾俞、肾俞统称为"背俞四穴"。肝、脾、肾都居于腹中，脉气通过背部输布全身各经络系统，用脏腑背俞穴如肝俞、脾俞、肾俞，除调理肝、脾、肾三脏通经理气以外，还能起到疏肝健脾、理气活血的作用。膈俞又为血会，加上该穴，则调理气血的功能加强。四穴合用既能调理先后天脏腑功能，又能调理气血，共奏固本培元的作用。

局部取穴可以疏通经络气血，驱逐局部邪气，为治标之举。"关节三针"一般位于相邻的两经上，通过络脉相连，针刺可激活两经之间的经气，调节两经。

行痹者加风池、风市，意在打开风邪之门户，以便风出有路；血海用以和血行血，使血行风自灭。痛痹者取大椎以振奋卫阳；取关元、命门以益元阳，阳气昌盛，阴寒之邪自然消灭。着痹者加阴陵泉、阴市，意在加强健脾利湿之功效。热痹者加大椎、合谷、曲池，取其清泻阳热的作用。

四、注意事项

（1）痹证是临床常见病、多发病，针刺、艾灸、皮肤针、刺络拔罐、穴位注射、穴位贴敷治疗均有较好效果。在临床中，应当选择适当的治疗方法，针对病因进行治疗。

（2）治疗过程中，患者应注意配合自我保健，如痛痹、行痹者应注意保暖、避风，远离诱发因素。疼痛严重时要休息，减少关节的活动。

> **田从豁教授按：** 痹证临床容易反复发作，乃机体局部邪盛或肝肾不足所致，病邪多为寒湿，虚损则以阳气不足为主。因此可以用三伏贴贴局部或应用背俞穴以助阳固本，或加用艾灸治疗，亦可以在关节处加灸。

第九节　荨　麻　疹

一、概述

荨麻疹，中医学称为"瘾疹""风疹块""风团"等。临床上以皮肤上发疹，形如麻疹或大如豆瓣，成块成片，遇风易发，消退后不留任何痕迹为特征。本病一年四季均可发病，老幼均可罹患。

二、病因病机

中医学认为荨麻疹多因平素体弱，气血不足或因久病，气血耗伤，血虚生风，气虚卫外不固，风邪乘虚侵袭人体所致。

田从豁教授认为，荨麻疹的主要症状为瘙痒，多呈游走性，而"风为百病之长""风为阳邪，易袭阳位，善行而数变"，《医宗金鉴·外科心法要诀》中"痈疽辨痒歌"云："痒属风，亦各有因。"风邪既可直接导致营卫不和，又可影响脏腑功能而导致营卫之气的生成和运行障碍，故本病以风邪为标，气血不足为本。

三、治疗

治则： 祛风止痒，养血润燥，调和营卫。

穴方： 百会、大椎、风池、曲池、血海、风市、足

扫码看操作

三里、三阴交、中脘、神阙。

操作：百会用 1 寸毫针向后斜刺 0.5 寸，平补平泻；大椎用 1.5 寸毫针向下平刺 1.2 寸，平补平泻；风池用 1.5 寸毫针，向鼻尖方向刺入 0.8 寸，平补平泻；曲池、血海、风市、足三里、三阴交、中脘用 1.5 寸毫针直刺 1～1.2 寸，平补平泻，以上穴位均留针 30 分钟。神阙拔罐，一般留罐 5～10 分钟，若能使脐周呈淡紫色伴凉感，疗效更佳。

方义：百会为百脉之会，大椎乃督脉与手足三阳经之会，风池、风市功可解表祛风，上穴合用共奏振奋卫阳、疏风解表的功效；再取多气多血之阳明经穴位，如足三里、曲池，来调整气血；取足太阴脾经之血海，用以养血；三阴交为足三阴经之会，可养血润燥止痒；气血生成需要中焦运化，故取腑会中脘，以求"治风先治血，血行风自灭"之效。神阙是外邪尤其是风邪侵入的门户，通过此穴亦可开门逐邪，借助火罐可将外邪排出体外。

四、注意事项

（1）在神阙拔罐时应注意力度不要过大，以防诱发脐疝，小儿尤应注意。

（2）此病有复发可能，建议疹块消退后，再坚持治疗 1 个周期，巩固疗效、防止复发。

（3）对于使用大量激素的患者和慢性顽固性荨麻疹患者，单纯针刺治疗效果多不理想，应针药并用或中西医结合治疗。

> **田从豁教授按**：对于瘙痒严重的患者可以加用大椎、膈俞、血海放血拔罐，以清热疏风、活血行血。荨麻疹经常病情反复，在进行疏风养血等治疗的同时，还需要调理生活方式，如饮食应容易消化，忌寒凉、辛辣、海鲜等，保持大便通畅。

第十节 湿 疹

一、概述

湿疹者，皮损多样，形态各异，总有糜烂流滋而有潮湿之征，故定名为湿疹。一般常见的有急性、亚急性及慢性湿疹，是皮肤科的常见病、多发病，往往占皮肤科门诊病例的 10%～15%。其特征为多形性皮损，弥漫性、对称性分布，剧烈瘙痒，反复发病，有演变成慢性的倾向。男女老幼皆可发生，而以过敏体质者为多；无明显季节性，但冬季常复发。

本病急性者多泛发全身，慢性者往往固定在某些部位，亚急性者介于两者之间，可泛发，亦可局限，在某些特定的部位，尚有其特殊的表现。本病病因复杂，易反复发作，缠绵不愈，临床表现为皮肤多样性损伤伴瘙痒难忍，严重影响人们的生活质量。

二、病因病机

先天禀赋不耐，后天饮食失节，导致脾胃受损，失其健运，湿热内生，若外受风邪，则内外两邪相搏，风湿热邪浸淫肌肤而致此病。

三、治疗

治则：养血祛风止痒，健脾除湿。

穴方一：风池、风市、曲池、血海。

方义：风池属足少阳胆经，为足少阳胆经与阳维脉之交会穴。按"伤于风者，上先受之"之理，该穴乃是风邪汇集之处，故名"风池"，为祛风、散风之要穴，具有振奋卫阳、祛风止痒之功效。风市属足少阳胆经，位于大腿外侧，为下肢风邪聚集之处，为胆经的祛风要穴。《针灸大成》记载："风市，主中风腿膝无力，脚气，浑身瘙痒，麻痹。"故风市具有祛风疏经通络之功。《针灸大成》云曲池"主绕踝风……恶风邪气，泣出善忘，风癮疹……风痹，皮肤干燥……举体痛痒如虫啮，皮脱作疮，皮肤痂疥，妇人经脉不通"。《灵枢·寿夭刚柔》云："病在阳之阳者，刺阳之合。"阳明经为多气多血之经，此经合穴曲池为气血转输之地，可疏散气血，具有祛邪透表和驱逐周身风邪的特殊作用。此外，肺属卫主表，外合皮毛，风邪外袭首犯皮毛，肺卫首当其冲；阳明主肌肉，与肺经相络属，可联系肌表皮肤，对相表里的肺经和大肠经都具有调节作用，所以曲池是临床治疗皮肤病的首选。《十四经要穴主治歌》谓："血海主治诸血疾，兼治诸疮病自轻。"说明血海能治疗由血虚、血热所致的皮肤病。《会元针灸学》谓："血海者，是心主血，肝藏血，肾助血，肾之阴谷，肝之曲泉，脾之阴陵泉皆生血之处，三阴并行，通血之要路。"血海又名血郄，是血液聚敛归合之处。因此，血海调血，是其统血、生血、摄血、活血的有机体现。正所谓"治风先治血，血行风自灭"，通过对患者气血的调整，达到风邪自灭的目的。

穴方二：足三里、阴陵泉、中脘、肓俞、阴交、水分。

方义：足三里为足阳明经之合穴、胃之下合穴，足阳明经为十二经脉之海，足三里是足阳明经所入为合的合穴，具补中健脾胃之效。脾胃强健，则杜绝痰湿生成之源。阴陵泉为脾经之合穴，功可健脾利湿，为祛湿之要穴。中脘为胃募穴，腑会穴，手太阳小肠经、足阳明胃经交会穴，位于胃脘部，针之具有调理胃肠功能、健脾除湿之功。肓俞为足少阴肾经与冲脉交会穴，为肾脉入膏膜之处，取之以益肾壮骨。阴交为任脉所属穴位，也是足少阴肾经与冲脉、任脉交会穴。《会元针灸学》曰："阴交者，元阳之气，相交于阴，癸水之精，合于阴气，上水分合于任水之精，阳气从上而下，与元阴相交注丹田，水火既济，故名阴交。"选用该穴既可振奋元阳，驱逐阴邪，又可交通阴阳之气。水分一穴内应小肠，具有泌别清浊的功能，针之取其在内疏通水道、运化水湿之作用。阴交、水分与两侧肓俞又为脐周四穴，配合应用共奏益肾壮骨、振奋祛邪之功，重在治本。

穴方三：大椎、膈俞、三阴交。

方义：大椎是手足三阳经与督脉交会穴，是阳气的集中点或窗口，犹如上下内外的枢纽，可代表督脉监督并调节诸阳经上传下达，完成统帅协调脏腑经络功能活动的作用。故施针灸于大椎能振奋督脉之气，使阳气上达以祛风除湿散邪。膈俞为足太阳膀胱经穴，是八会穴中的血会，能凉血活血。膈俞调血，与其穴位所在的位置有密切的关系。膈俞亦常配伍血海使用，二者具有统摄、补养全身阴血和畅通全身瘀血及清热凉血的作用。三阴交为足三阴经交会穴，亦可调三阴经经气，有健脾、益肾、调肝之功。肝主藏血，有调节血量之职；脾主统血，有生化气血之功；肾主藏精，精血同源，精血相生。因此，三阴交是治疗各种血证的要穴，具有摄血、凉血、补益全身血分之亏虚及通畅全身血液运行的作用，从而达到调理阴经气血以养血润燥止痒的目的。

操作： 针刺时需注意方向，具体如下。风池：1.5寸毫针向对侧眼方向进针1寸。风市：2寸毫针向下斜刺1.5寸。曲池：1.5寸毫针直刺1寸。血海：1.5寸毫针直刺1寸。以上四穴均采用平补平泻手法。足三里：进针时用1.5寸毫针直刺1寸，行捻转、提插补法。阴陵泉：1.5寸针直刺1寸，以补法为主。中脘：1.5寸毫针直刺1~1.2寸，行补法。水分、阴交、肓俞：常用1.5寸毫针直刺1~1.2寸，行提插、捻转补法。大椎：向下斜刺，用2寸毫针进针1.5寸，行捻转泻法。膈俞：用1.5寸毫针平刺0.5寸，行泻法。三阴交：1.5寸毫针直刺1寸，采用平补平泻手法。

四、注意事项

田从豁教授强调湿邪为患贯穿湿疹的整个过程，无论因居处环境潮湿、涉水淋雨、水中作业、汗衣沾身等感受外湿，还是因肺、脾、肾功能失调，湿邪内生或因体内湿盛复感受外湿，都可致湿疹发生。田从豁教授认为本证多由禀赋不足而生，虽有内外之分，而内湿尤为关键。脾主湿而恶湿，脾虚则水湿不化，外湿可引动内湿，内湿能招致外湿，故《黄帝内经》云："诸湿肿满，皆属于脾。"治疗要以固护脾胃为先，兼以除湿。除湿即为健脾，脾健湿自能除。湿邪为病重浊黏滞，易损伤阳气，故湿疹具有病程日久、反复不愈的特点。

田从豁教授按：临床上湿疹多见慢性者，"久病及肾"，慢性病多责之于脾肾：肾阳损伤，寒湿内生，水湿内停；脾主湿，脾气不足，湿邪内生。临床上治疗湿疹时常兼顾补益脾肾，常采用艾盒灸胃脘部和小腹部以温补脾肾、祛寒利湿。胃脘部乃胃所居，其中任脉上之上脘、中脘、下脘具有调理脾胃之功；胃经、脾经亦行于腹部，故灸之能健脾利湿、和胃去积。气海在脐下1.5寸，《铜人腧穴针灸图经》谓："针入八分，得气即泻，后宜补之，可灸百壮……又治脏气虚惫，真气不足，一切气疾，久不差，悉皆灸之。"关元乃小肠募穴，任脉、足三阴经交会穴，位于下腹部脐下3寸，乃三焦元气所发处，联系命门真阳，为阴中之阳穴，主治虚劳羸瘦，具有培补元气的作用，艾灸此穴可补摄下焦元气，扶助机体元阴元阳。因此，艾盒灸小腹部兼顾此两穴，大有补益之功，先后天同补。在具体操作时，先用1.5寸毫针直刺1.2寸，采用提插、捻转补法，再以艾盒灸小腹部，针灸并用，加强疗效。也可用梅花针叩刺治疗湿疹，具体操作为，用梅花针叩刺背部夹脊穴，从颈部至骶部，轻度刺激，至皮肤发红即可。

第十一节　鼻　　炎

一、概述

　　鼻炎属中医"鼻鼽""鼻渊"范畴，是五官科常见疾病之一。可分为急性鼻炎、慢性鼻炎和变应性鼻炎三大类。一般急性鼻炎多为急性呼吸道感染的一个并发症。慢性鼻炎可分为单纯性、肥厚性、干燥性、萎缩性等多种。其中慢性单纯性鼻炎最为多见，如果经久不愈可使鼻腔黏膜、黏膜下骨质增生而成为慢性肥厚性鼻炎。萎缩性鼻炎则是一种以鼻腔黏膜、骨膜及骨质萎缩，并有较重的臭味，嗅觉消失，鼻腔内有结痂形成为特征的慢性鼻炎，较前两种为少见。变应性鼻炎主要表现为：鼻腔发痒，喷嚏连作，鼻塞不通，水样分泌物增多，多突然发病、迅速缓解，反复发作，经久不愈。各型鼻炎其临床表现均不外鼻塞、流涕、喷嚏，可伴有头痛、头晕及嗅觉减退。

二、病因病机

本病多由外感风寒不解，蕴久化热，邪热上攻鼻窍，或外邪已解，尚有余热，或体虚外感风邪，肺气不宣所致。

三、治疗

治则：清热宣肺，通鼻窍。

穴方：迎香、印堂、上星、风池、大椎、风门、肺俞、鼻通、合谷。

方义：迎香为治鼻塞不闻之效穴，配督脉之上星、奇穴印堂，清脑热以通鼻窍；风池为足太阳经、阳维脉之交会穴，功可解表祛风，为治头面五官之要穴；肺开窍于鼻，加合谷、大椎能清热宣肺；风门、肺俞为肺之门户，能补益肺气，祛散外邪，宣肺通鼻窍；鼻通一穴，为经外奇穴，位于鼻翼上缘，鼻软骨下缘，为治疗鼻部疾病的经验取穴。

操作：以上各穴常规针刺。

特色治疗：

（1）隔姜灸大椎、风门、迎香。取鲜姜数片，放置于以上穴位，用艾条悬灸或艾炷隔姜灸，至穴位局部有热感为度，一般每穴灸 10 ~ 20 分钟。该疗法适用于变应性鼻炎以及急性鼻炎。灸治后可迅速改善鼻塞、流涕等症状。

（2）隔蒜灸大椎、风门、迎香。取新鲜大蒜（独头蒜更佳）数片，放置于以上穴位，然后点燃艾卷于蒜片上悬灸，以穴位周围有热感、舒适感为度。大蒜有较强的皮肤刺激作用，所以操作时医生最好一边灸一边用另一只手适当活动蒜片，以免发生灸疱。不主张用蒜上艾炷灸。该方法适用于肥厚性鼻炎。

（3）穴位贴敷疗法。将前胡、白芥子、白芷、细辛各 10g 打粉，用鲜姜汁调成糊状，取蚕豆粒大贴敷于大椎、肺俞、心俞、膈俞上，然后用脱敏胶布固定，6~8小时后取下，每周贴1次，3次为1个疗程。本疗法适用于慢性变应性鼻炎，其目的是调和脏腑功能，调整人体免疫功能。因此，该疗法着眼于远期疗效。

四、注意事项

针刺治疗本病疗效满意，急性者一般针刺2~3次即愈，疗效甚佳。对慢性者针刺也有明显疗效，但最好要求患者按疗程治疗，每周针刺2~3次，10次为1个疗程，疗程中可休息数日至一周。针刺处方中穴位每次不一定全部取用，一般每次可取4~5个穴，还可随症加减，如急症者加列缺、尺泽，慢性者可加足三里、华盖，以补益脾肺之气，增强人体抗病能力。

> **田从豁教授按：** 针刺及综合治疗对多种类型的鼻炎均有一定的疗效，其对变应性鼻炎效果最为理想，对单纯性鼻炎效果亦较为满意。对于肥厚性鼻炎，其效果较差，但缓解鼻炎症状的效果则优于血管收缩剂。临床上所见的慢性鼻炎患者中，长期应用药物者不少见，对此，除穴位治疗之外，尚需逐渐减少用药次数，慢慢离断，一般均能治愈。变应性鼻炎患者，多数对冷空气过敏。中医认为"邪之所凑，其气必虚"。因此在治疗鼻炎时，还应注意适当的全身调整治疗。

第十二节　耳鸣、耳聋

一、概述

耳鸣是指自觉耳内鸣响时作，声音或高或低，或吱吱不休，伴耳内胀闷的一种病症。耳聋是指听力减退或听觉丧失。耳鸣常常是耳聋的先兆，两者在病因及治疗方面大致相同，所以临床上常一起诊治。

二、病因病机

耳为肾之窍，为十二经宗脉所灌注，内通于脑。肾藏精、生髓，肝藏血、荣筋，肝肾同居下焦，肝肾精血同源，所以耳窍与肝、肾两脏有着密切的关系。肝肾不足时，耳窍失于精血之濡养，临床上可以发生耳鸣或耳聋；各种原因引起的肝风内动，风挟浊气上扰耳窍也可以导致耳鸣。

三、治疗

治则：调补肝肾，濡养耳窍。

穴方一：听宫、角孙、翳风、中渚、百会、太溪、太冲。

方义：听宫、角孙、翳风为局部取穴，用以疏通耳部经络；中渚为手少阳三焦经腧穴，三焦经脉上颈，系耳后直上，出耳上角，其支者，从耳后入耳中，走耳前，该条经络绕行于耳前后内外，选取中渚可以疏通少阳，使经脉之气血上荣于耳；太冲、太溪分别为肝、肾两经的原穴，取之以调补肝肾；头为诸阳之会，百会一穴又为手足三阳经、足厥阴经、督脉之会，选用该穴意在引导气血上行清空，以濡养耳窍。

穴方二：百会、大椎、风池、肝俞、肾俞、脾俞。

方义：百会一穴既可引气血上濡耳窍，又可潜肝息风，以调和阴阳；大椎、风池可协助百会平潜肝阳或提升清气；肝俞、肾俞、脾俞意在调理肝肾，滋养气血，为调理全身治本之举。

操作：中渚为治疗耳鸣、耳聋的经验取穴，针法上以中渚透刺液门为宜，采用泻法或平补平泻法。刺肝俞、脾俞、肾俞取 1.5 寸毫针，向上斜刺 1.2 寸；刺百会取 1.5 寸毫针平刺 1.0 寸；刺大椎取 1.5 寸毫针向下平刺 1.2 寸；刺风池取 1.5 寸毫针向鼻尖方向刺入 0.8 寸。

特色治疗：

（1）刺血法：取穴大椎，用三棱针点刺大椎后，拔火罐以帮助出血。该疗法适用于实证者，放血量以 3~5ml 为宜，每周可行 1~2 次。

（2）拔罐法：取穴以穴方二为主，实证、虚证皆宜用该疗法，取其疏通气血、调理肝肾的作用。

（3）耳穴疗法：取耳穴内耳、肝、肾、神门，可行毫针刺，也可埋豆。

四、注意事项

穴方一、穴方二的处方原则均以标本兼治为法，所以在治疗时，无论是虚证还是实证，两方都可交替选用，但针刺方法上略有区别：实证者，耳部腧穴及头颈部腧穴施以泻法，毫针刺后可于大椎施以放血法，以清泻阳热之邪；虚证者，以补法或平补平泻法为佳。针刺不宜过频，以隔日 1 次或 1 周 2 次为宜。

> **田从豁教授按：**耳聋、耳鸣为较难治的病症，在进行针刺治疗前，最好详细询问病情，并做有关听力的测验，以明确病因，从而判断疗效及预后。对于病情较顽固的耳聋或耳鸣患者，可指导其做鼓膜按摩。其方法是用两手掌置于两耳做一按一松的挤压动作，每日 2~3 次，每次 10~30 次。该方法尤其适用于鼓膜内陷所致的顽固性耳鸣。若耳鸣是由全身性疾病所致，应以治疗病因为主，病因解除了，耳鸣症状自然会缓解。

第十三节　眼底黄斑病变

一、概述

眼底黄斑病变，在中医里属于"视瞻昏渺"范畴。临床主要表现为视物昏蒙，视物变形，视力下降等，眼底检查可见后极部视网膜玻璃膜疣、色素脱失或增殖，黄斑区出现浆液性和（或）出血性盘状脱离，重者视网膜内出血，视网膜下血肿，玻璃体积血。晚期病变为瘢痕形成。

二、病因病机

本病临床常见的证型有脾虚湿困证、阴虚火旺证、痰瘀互结证等。

田从豁教授认为，该病多属精血不足，目睛失荣。

三、治疗

治则：补益肝肾，清肝明目。

穴方：大椎、风池、百会、通天、攒竹、丝竹空、中渚、肓俞、太溪。配合隔核桃皮眼镜灸。

方义：大椎为督脉穴，为背部阳气之会，功可宣通阳气；风池可疏利胆经经气以明目；通天为足太阳膀胱经穴，穴处为足太阳经之脉至高之位，功能清利脑窍；取局部攒竹、丝竹空以明目；中渚为三焦经输穴，可明目聪耳；取肾经肓俞、太溪以益肾；中脘以健脾益气，经气足则气血畅达，神气旺则眼目光明。配合隔核桃皮眼镜灸以加强补益肝肾、清肝明目之效。百会为手、足三阳经及足厥阴经、督脉之会，可引诸经气血上行，滋养头部诸窍。

操作：以上各穴均常规针刺。

特色治疗：隔核桃皮眼镜灸方法参考第四章第一节。

四、注意事项

隔核桃皮眼镜灸是田从豁教授在《疡医大全》中所记载用核桃皮灸治外科疮疡的基础上，通过实践改制而成的。临床应用证明，其对外眼病如结膜炎、睑腺炎、角膜炎，以及内眼病如老年性白内障、视神经萎缩及黄斑变性均有一定效果。40多年来，田从豁教授坚持自制灸架，并将此法与针法结合，用于治疗视神经萎缩和黄斑变性。视神经萎缩及黄斑变性患者多见肝肾亏虚或气血两虚，兼夹痰浊、瘀血为患，而隔核桃皮眼镜灸中泡核桃皮的菊花可清肝明目，枸杞子可补肾明目，配合艾灸可将药物的作用引至局部，借助灸法可疏通局部气血，加强活血通络的作用。

> **田从豁教授按：**无论是外眼病还是内眼病，均可遵循局部取穴与远端取穴相结合的治疗原则，以疏通局部经络，改善局部气血，清肝明目。取穴以眼区局部和足少阳经腧穴为主，同时配合辨证论治。

第十四节　月经不调

一、概述

广义上讲，月经的周期、经量、经色、质地等发生异常统称为月经不调。狭义上讲，月经不调是指月经周期的紊乱。本文仅对月经周期的紊乱进行讨论。临床上把月经提前称为月经先期；把月经延后称为月经后期；把月经先后不定期称为经乱。

二、病因病机

本病的致病因素很多，有先天禀赋不足，肝肾亏虚；有外感寒、热等六淫邪气；也有内伤七情、房事不节、生育过多等内在因素。其病机不外乎气血失调、冲任损伤。现代医学中生殖系统局部疾病、垂体前叶病变、卵巢功能异常等都可引发本病。

三、治疗

治则：调理气血，调和冲任。

穴方一：气海、中极、归来、三阴交、血海。

方义：任脉起于胞中，行于人体前面正中，气海、中极为任脉之腧，取这两穴可调和冲任；归来为足阳明胃经在小腹之腧穴，足阳明胃经为多气多血之经，本穴与血之会穴血海相配共奏调和气血之功；三阴交为足三阴经之交会穴，取之可调和肝、脾、肾三脏的功能，从而协助其他四穴共奏调理气血、调和冲任的功能。

穴方二：肝俞、膈俞、脾俞、肾俞。

方义：肝藏血，脾主统血，肾主生殖、为先天之本。月经的调和需肝、脾、肾三脏的协调作用，方中取三脏的背俞穴，其目的就是调和三脏。膈俞为血之会，可养血和营。

操作：以上各穴均常规针刺。

四、注意事项

（1）穴方一、穴方二两方可单独使用，也可交替使用，若单独使用应以穴方一为主，待临床取得一定疗效后再改用穴方二以巩固疗效。

（2）月经先期，其证属热者，方中可加行间、曲池；其证属气虚者，方中可配足三里、中脘。

（3）月经后期，其证属寒者，在毫针针刺的同时可在气海、关元、神阙等部位行温和灸以温经散寒暖宫；其证属气滞者，可配蠡沟、内关以疏通经气。

（4）经乱，其证属肝郁者，亦可配蠡沟、内关或期门；肾虚者，可配肓俞、太溪、复溜。

（5）无论是哪种类型的月经不调都可辅以梅花针叩刺督脉、华佗夹脊以及小腹、少腹部腧穴。

（6）耳针也是常用的辅助方法之一，常取耳穴之子宫、内分泌、卵巢、肾。

（7）若寒邪较重，可于腹部穴位如气海、中极、归来等穴处采用隔姜灸。姜性温通，姜加温经之艾蒿可加强其温经散寒的作用。

> **田从豁教授按**：针灸治疗月经不调常可取得较满意的疗效。但由于本病为慢性功能紊乱性疾病，取效常较慢，所以在接诊该类疾病患者时，应嘱患者坚持按疗程治疗。一般10次为1个疗程，两个疗程之间可休息1周。经期可施治，但应注意取穴宜相应减少，手法宜适量减轻。若遇经期寒象较重者可用灸法，但这期间灸量不宜过大，否则易造成经血不止；若寒象不重者，最好不用灸法。针刺小腹部穴位如中极、归来等之前，应先令患者排尿，待小便排空后再行治疗，以防损伤膀胱。

第十五节 带 下 病

一、概述

带下病是指妇女阴道内的分泌物异常增多，或色、质、味发生变化，并伴有腹痛、腰痛、阴痒等临床症状。现代医学中的阴道炎、宫颈炎、盆腔炎、子宫内膜炎等病症，都可见到带下异常等症状，可参考本篇进行医治。

二、病因病机

本病首先应辨别虚实，辨别虚实又重在辨别带下的色、味、质。本病的病理因素主要是湿，病变部位主要责之于肝、脾、肾三脏，并与任、带两脉关系密切。在病变过程中可由虚转实，也可由实转虚。

三、治疗

治则：调经固带，通利膀胱，健脾化湿。

穴方一：带脉、中极、维道、三阴交、丰隆、水道。

方义：《难经》谓："带脉者，起于季胁，回身一周。""带之为病，腹满，腰溶溶若坐水中。"也即带脉所主病证之一为带下病。带脉的功能为总束诸脉，对男女肾气有调节、约束的作用。带脉、维道两穴同为足少阳胆经与带脉的交会穴，取之以调节带脉之经气从而约束肾气，调经固带。中极为膀胱之募穴，水道正当膀胱出水之道，两穴合用以引导下注之湿气别走于膀胱。三阴交、丰隆健脾化湿。

穴方二：脾俞、肾俞、肝俞、次髎、委阳。

方义：肝俞、脾俞、肾俞三穴调和肝、脾、肾三脏；次髎为腰骶部局部取穴，其善治泌尿及生殖系统疾病；委阳为三焦的下合穴，取之以通利三焦，即通利水道。

操作方法：以上各穴均常规针刺。

四、注意事项

若证属实象，以穴方一为主，症状改善后可配合选用穴方二；若证为虚象，以穴方二为主，采用补法。若虚寒者可加中极、关元或命门、腰阳关，用温和灸；热象重者可加阳陵泉、丘墟。亦可配合应用耳穴埋豆法，选耳穴三角窝、肝、脾、三焦、肾。

> **田从豁教授按：**针刺治疗带下病疗效满意，但若为针刺疗效不好者或带下病见血色者，应提示患者做妇科内诊等必要的检查以排除器质性病变。经期针刺取穴要少，手法应相应减轻。若配合耳穴埋豆者，经期最好停埋。治疗期间尽量避免寒凉食物的摄入。若为佩戴节育环者，应提示患者更换其他节育措施。

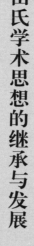

【第六章】

田氏学术思想的继承与发展

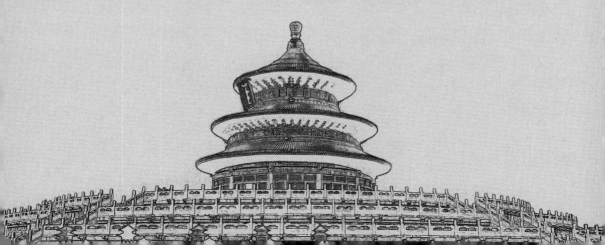

田从豁教授针灸临床 "形神并调" 学术思想总结

田从豁教授针灸特色鲜明，强调形神并调，以"不破不立"为原则调形，以"调治求衡"为目标守神治神。他在近 70 年的临床实践中，坚持应用多种调神的方法，如镇静安神法、益智宁神法、通督益神法、开窍醒神法、理气畅神法、阴阳调神法及调五脏神法，临床收到良好疗效。笔者有幸自 2008 年开始跟随田从豁教授学习，深感田从豁教授针灸临床特色鲜明，收益颇多。现将其"形神并调"的学术思想进行总结，与同道分享。

田从豁教授认为针灸治疗过程不单是一个简单的物理刺激过程，它既有局部的治疗作用，也是为患者调神的过程。"形"即形象，是指具体的组织器官、脏腑及气血津液等精微物质，进一步说是指可以看到或触摸到的身体的有形实体。"神"有广义和狭义之分，广义的"神"是指整个人的生命活动的外在表现，是对人的精神意识，思维活动和脏腑精、气、血、津液等生命活动外在表现的高度概括。狭义的神是指神志。此处的调神当指调广义之神。田从豁教授特别强调针灸要以患者为本，将主动治疗与被动治疗相配合，即将治形与治神相结合，他认为针灸临床中的"治神"包括一般所讲的医德内容，"形神合治"即包括医德和医技的统一，并将这一思想贯穿于整个医疗实践中。

一、"形神并调" 学术思想内容

（一）调形——不破不立

"形"在针灸治疗中可指针刺到达的部位，从外到内有皮肤、皮下组织、肌肉、血管、神经、肌腱、骨膜等。《灵枢·卫气失常》谓："皮有部，肉有柱，血气有输，筋有结，骨有属。""皮之部，输于四末；肉之柱，在臂胫诸阳分肉之间与足少阴分间；血气之输，输于诸络，气血留居，则盛而起；筋部无阴无阳，无左无右，候病所在；骨之属者，骨空之所以受益而益脑髓者也。"《素问·刺要论》谓："刺毫毛腠理无伤皮，刺皮无伤肉，刺肉无伤脉，刺脉无伤筋，刺筋无伤骨，刺骨无伤髓。"可见古人在针刺中是很讲究部位的。

田从豁教授在针灸临床中，针对不同部位的病证，即"形病"，采用了不同的针具和刺灸法。总的原则为不破不立，即针对病损的组织，采用去除或破坏的方法。成语"不破不立"即不破除旧的，就不能建立新的，同时有先破后立之意。

田从豁教授认为，皮肤病的主要症状不外痒、痛、麻木等感觉异常，常见的病损包括皮肤的斑、疹、疮、疱、囊肿、皲裂、增生、鳞屑、结节、瘢痕等，均属皮肤表皮出现了病理的异常，故其病机为局部的湿热、瘀血等腐秽瘀积，而使皮肤失去了本身正常的修复能力。如何让这些病损恢复？田从豁教授的观点是先将皮肤病损破坏掉，去掉这些部位的湿热、瘀血等腐秽之物，让正常的气血循环起来，从而逐步改善皮损，治愈该病。常用针法有毫针局部围刺、点刺放血及火针点刺。在皮下可触摸包块的治疗上，如乳腺增生、甲状腺结节、脂肪瘤等，田从豁教授考虑其病机为痰湿、瘀血等聚于局部，治疗上用毫针在包块中心或周围围刺。

在筋骨病所致的疼痛及运动受限的治疗上，田从豁教授多采取关节三针，即取关节的头部及颈部两侧的部位进行针刺，针尖的部位在骨膜或筋骨之间。在五官九窍疾病的治疗上，如鼻炎、耳鸣等，田从豁教授考虑病机为局部气机不畅，因而取局部腧穴用毫针进行针刺。

（二）调神——调治求衡

1. 守神

田从豁教授认为针灸医生的心理素质、行为方式、言谈举止都会对针灸效应和临床疗效产生巨大的影响。因此，医生施针时要守神，即神志专一，精神内守，针入人体，神也随之而入，并要密切观察患者的精神状态。针刺前切循所取穴位局部及周边的经络，也有助于患者守神于针刺之处。若要在治疗中做到守神，医生平时就要多看、多读、多悟，同时日常应多锻炼"心力"。"心力"是指用针时从丹田发出的沿胸部、肩部、上臂、前臂，到达手指的力量，是田从豁教授强调弟子们要经常练习的。患者也要配合医生，进行有效互动，治疗时要充分信任医生，保持体位舒适，尽快使气至病所。

2. 治神

田从豁教授在针刺治疗时常会先取百会或大椎为第一针，用以守神及治神，这样可引导患者将神识专注于所针之处，同时可以诱导患者入静，从而改变机体的功能状态，诱发循经感传，提高针灸疗效。另外，临床上根据患者疾病的不同证型，采用不同的调神方法，总体的治疗要求是要达到机体各个脏腑的气血运行平衡，以使神机恢复正常。田从豁教授常用的调神方法有以下几种。

（1）镇静安神法。

组穴：百会、印堂、神门、中脘、足三里、三阴交。阴阳失衡加巨阙；阳气不振加大椎；头目不清加风池。

主治：失眠、更年期综合征、抑郁、焦虑等心神不宁或兼脾胃不和之证。

手法：百会直刺0.3寸，施以刮针向下的补法，或用温和灸法，余穴用平补平泻法，或虚补实泻法。

方义：百会为手、足三阳经之会，内络于脑，与手少阴经之原穴神门相配可宁心安神、健脑益智；印堂为奇穴，位居督脉所过之处，能清神醒脑；中脘、足三里健脾和胃；三阴交为足三阴经交会穴，可调节阴经之气，与督脉之百会合用即属上下相配，可平衡阴阳。本组穴位可养心安神，健脾和中。

（2）益智宁神法。

组穴：风府、风池、大椎、百会。热盛神昏加十二井、水沟；肝经气逆加合谷、太冲；病久加膈俞、肾俞；肾精不足加肓俞、肾俞；脾胃虚弱加中脘、足三里。

主治：中风，或神昏、痴呆等。

手法：实证，大椎用放血拔罐法，放血量宜5ml以上，余穴用泻法；虚证，诸穴皆用补法。

方义：百会、风府均为督脉在头部的经穴，百会为手、足三阳经与督脉之会，风府为督脉与阳维脉之会，风池为足少阳经与阳维脉之会，阳维脉维系一身之阳，又会于督脉，督脉入络脑，三穴共奏醒神健脑之功。大椎为督脉要穴，总督一身之阳，用补法充髓健脑，用泻法又可清泻热邪。诸穴共奏醒脑健脑、清热息风之功。

（3）通督益神法。

组穴：大椎、陶道、无名。病久加长强；脾胃虚弱加中脘、足三里。

主治：癫痫、破伤风等病。

手法：深刺补法。

方义：大椎、陶道、无名均位于督脉上，三穴毗邻，分别位于第七颈椎及第一、二胸椎棘突下方的凹陷中。田从豁教授也称无名为"二椎下"。三穴均为全身阳经经气汇聚并上输之处。同时大椎为督脉要穴，总督一身之阳，用补法可充髓健脑。三穴合用，疗效更强，诸穴共奏通督脉、益脑息风之功。

（4）开窍醒神法。

组穴：百会、十二井、合谷、太冲。神昏加水沟。

主治：中风等出现精神萎靡甚至昏迷不醒、嗜睡等表现者。

方义：百会为手、足三阳经与督脉之会，针刺百会后再在百会左右旁开1寸处取两穴，向百会方向或向后斜刺入0.3分左右，三穴同用加强了百会的醒神作用。合谷、太冲并用为"开四关"，二穴共用，一主气一主血、一为阳一为阴、一主升一主降，有较强的通达气血、醒脑开窍之功。十二井穴位于手足末端，为阴阳经交接之处，点刺有交通阴阳、通经醒脑之功。诸穴合用共奏开窍醒神之效。

（5）理气畅神法。

组穴：百会、大椎、期门、中脘、气海。肝经气逆加合谷、太冲；病久加膈俞、肾俞；肾精不足加肓俞、肾俞；脾胃虚弱加中脘、足三里。

主治：抑郁、焦虑等气郁不舒之证。

手法：气海用补法，余穴用泻法。

方义：百会为手、足三阳经与督脉之会，可醒神开窍；大椎为督脉要穴，总督一身之阳，用泻法又可清泻通经；期门、中脘同用调理中焦气机，疏肝和胃，理气解郁；气海用补法可以填充下焦之元气。诸穴共奏理气解郁、疏肝畅神之功。

（6）阴阳调神法。

组穴：照海、申脉。白天发病者，选穴以申脉为主；夜间发病者，选穴以照海为主。

主治：癫痫、破伤风等病。

手法：平补平泻法。

方义：照海、申脉为阴跷和阳跷两脉起始部的穴位，二穴可调整阴阳经的气血，调整阴阳失衡。

（7）调五脏神法。

组方一

组穴：背俞四穴，即膈俞、肝俞、脾俞、肾俞。背俞穴的应用不局限于这四俞，可根据病情采用不同的脏腑俞穴。

主治：哮喘、荨麻疹、失眠、眩晕等属气血不和或脏腑不通之证者。

手法：肝俞、膈俞用平补平泻法，脾俞、肾俞用补法。

方义：五脏居于腹中，其脉气俱出于背之足太阳经，是为五脏之俞，背俞穴是脏腑精气输注于背部的穴位，它们和内脏有着直接的联系：生理上，五脏之精气由此输注于背部；病理上，五脏的疾病可由此反映到体表。因此，田从豁教授认为，在治疗上，五脏之病变可通过针灸这些俞穴而达到治疗脏腑疾病的目的，也即可通过通调足太阳一经之气血，起到通调脏腑气血之作用。肝俞、脾俞、肾俞，外加血之会膈俞，组为背俞四穴，诸穴共用可调和气血、温健脾肾，既调补了后天之本，又巩固了先天之根，但在具体临证时，田从豁教授又会以脏腑辨证为基础，选用其他背俞穴来调理脏腑之疾。

组方二

组穴：膀胱经第二侧线上、五脏俞旁之穴位，如魄户、神堂、魂门、意舍、志室。疑难杂症或久治不愈的病证加相关脏腑的督脉穴及夹脊穴。

主治：神志病变，如抑郁、焦虑、多疑等。

手法：平补平泻法。

方义：膀胱经第二侧线上的腧穴可以调节脏腑之神志病变。如肾虚后，其病变传到膀胱经第二侧线而引起的神志病变取志室。其他脏器虚弱引起的神志病变也如此。这是因为膀胱经第一侧线和第二侧线属于相连贯的统一经络。神志病病情复杂，田从豁教授一般以"治一脏，调五脏"的原则来治疗。这是以阴阳五行理论为依据，考虑五脏都有互相联系的生克关系，为了防止疾病的传变而发挥了整体观念的精神。

二、临床运用举例

（一）病例1

患者，女，72岁，2012年10月23日初诊。左胸胁疱疹后周身时刺痛4年余。4年前左侧胸胁出现疱疹，伴疼痛，经综合治疗后好转，但此后即出现胸胁疼痛，严重时周身刺痛，烦躁，一般隔日出现，转移注意力可忍住，夜眠不佳，胃口差，大便干。既往有高血压病史，依靠口服药物控制。舌苔薄白，舌暗红，脉滑。左侧胸胁少量色素沉着，身形瘦。

中医诊断为痛痹（气血不足，郁热痹阻）。西医诊断为带状疱疹后遗神经痛。

针灸取疼痛部位（火针点刺）、大椎、风池、百会、印堂、肩髃、肩井、曲池、合谷、足三里、三阴交及脐周四穴。中药用血府逐瘀口服液、防风通圣丸。

2012年10月30日二诊，患者胸胁疼痛及周身刺痛有好转，发作次数减少，夜眠时好时坏。针刺同上，药物继服。此后患者每星期针刺1次，未再用火针，间断口服中成药。

2013年3月18日十四诊，患者偶有胸胁疼痛，可忍受，夜眠时好时坏。

对于带状疱疹后遗神经痛病史较长者，田从豁教授一般先以火针局部点刺，清局部郁结之热邪，这十分重要。待疼痛不重时，可用普通毫针围刺，另外加镇静安神法，取穴百会、印堂。加大椎、风池意在扶正通阳；加肩髃、肩井、曲池、合谷意在调上肢气血，气血行则利于祛邪外出；取脐周四穴意在扶正，补先天肾气；取足三里、三阴交意在补后天以生气血。诸穴同用，共奏良效。对于高龄及病程长的患者，治疗时间比较长，因此在疼痛重时往往加口服药物，如用成药防风通圣丸以清表里之热，用血府逐瘀汤以行气化瘀止痛。

（二）病例2

患者，男，24岁，2013年6月6日初诊。患者因脑出血行开颅血肿清除术后诱发癫痫伴有右侧肢体活动不利、言语欠利10年。2003年脑出血昏迷，行开颅血肿清除术治疗，后出现右侧肢体活动不利、言语不利及癫痫。长期服用苯妥英钠及卡马西平。治疗前每1~2年大发作1次，小发作每日均有。现右侧肢体活动不利，可独立行走，右手僵硬，言语基本正常。最后一次全身痉挛大发作为2012年12月。饮食、睡眠、二便正常。既往体健。舌暗、苔薄白，脉沉细。头MRI示左额顶部术后改变，左颞额顶叶软化灶，轻度脑萎缩，部分空蝶鞍。头部磁共振血管造影（MRA）示左侧大脑中动脉分支稀疏。中医诊断为痫病（气滞血瘀，风痰上扰）。西医诊断为特发性癫痫。治拟息风化痰，填精通经。针刺取大椎、陶道、无名、风府、百会、风池、通天、曲池（右）、八邪（右）、肓俞、阳陵泉（右）、阴陵泉（右）、三阴交（右）、悬钟（右）。并予汤剂7付。

2013年7月5日二诊，癫痫发作次数减少，以失神发作为主。针刺百会、陶道、无名、肝俞、脾俞、肾俞、关元俞、长强、申脉、照海。

2013年7月26日三诊，患者未再有大发作，但有时有恍惚感，转瞬即逝，天气热时易出现。余无不适。针加右侧八邪。

2013年10月11日四诊，经针灸、药物治疗4个月来，大发作、小发作均未出现。针刺大椎、陶道、无名，肩髃（右）、曲池（右）、外关（右）、合谷（右）、八邪、秩边（右）、阳陵泉（右）、悬钟（右）、三阴交（右）、合谷（右）。

2013年10月25日五诊，癫痫未发作，西药减量（卡马西平由每次 1.5 片减至 1 片，每日 2 次；苯妥英钠由每次 2 片减至 1 片，每日 2 次）。右上肢僵硬，手不会动，走路可。

近半年患者每月针灸 1 次，病情稳定，癫痫未发作，右上肢僵硬有好转，西药在减量中。

该患者脑动脉畸形导致脑出血，行开颅血肿清除术后出现癫痫发作，另伴有右侧肢体活动不利、言语欠利。病史已 10 年，属难治型癫痫。中医辨证为气血瘀滞脑络，气机逆乱，元神失控。病变经络主要涉及督脉及六阳经。针灸治疗以通督脉、调气机、复平衡为大法。田从豁教授针刺取通督益神法，穴取大椎、陶道、无名；同时加用醒脑健脑法，穴取风府、百会、风池、通天；并取曲池、八邪、阳陵泉、阴陵泉、三阴交、悬钟以通经益气、改善肢体僵硬，取肓俞以益肾气、补元气。二诊加用阴阳调神法，并取背俞穴位加强调神的力度，待癫痫发作被控制后，减用督脉穴位，仅用通督益神法，并增加肢体局部取穴，以期改善肢体功能。

杨　涛　田从豁

上海针灸杂志，2015，34（4）

田从豁教授艾灸法治疗热性疾病理论分析

《灵枢·官能》指出"针所不为，灸之所宜"，明确了艾灸法在针灸临床体系中的重要地位。艾灸法在临床上以治疗寒性疾病、痛证为多，取其温通经脉、活血止痛之作用。田从豁教授对灸法的应用独有一番见解，除用艾灸法治疗慢性、寒性疾病之外，还用艾灸法治疗热性疾病。自 1987 年起，田从豁教授即针对艾灸法治疗热性疾病从理论、临床、实验数个方面进行了研究探讨，取得一定成果，扩大了艾灸法的临床应用范围，这些研究成果亦成为其针灸临床学术思想的构成部分。

一、艾灸法亦有补泻之分

针灸学界历来对针刺补泻阐述颇多，而对艾灸法的补泻则存在一定争议，有学者认为艾灸与针刺一样，也存在补泻的区别，但迄今为止，临床应用艾灸法以取其温补效应为主。田从豁教授认为艾灸法亦有补泻之分，这在中医典籍及后世医家的著作当中均有论及，并有实例存在。《灵枢·通天》曰："古之善用针艾者，视人五态乃治之，盛者泻之，虚者补之。"这说明补泻不止限于针刺，艾灸法亦可以根据人的体质禀赋不同而或补或泻。艾灸分补泻之说由《黄帝内经》发源，后世医家历有补充，并在艾灸补泻运用机制方面逐渐加以明确，如明代医家李梴所著《医学入门》云："寒、热、虚、实均能灸之。……虚者补之，使火气以助元阳也；实者灸之，使实邪随火气而发散也；寒者灸之，使其气之复温也；热者灸之，引郁热之气外发，火就燥之义也。"以热引热的理论使田从豁教授对艾灸法治疗热病产生了浓厚兴趣。在灸法补泻的具体应用方法上，历代医籍屡有论述。《素问·通评虚实论》云："络满经虚，灸阴刺阳；经满络虚，刺阴灸阳。"《灵枢·背腧》载："气盛则泻之，虚则补之。以火补者，毋吹其火，须其自灭也；以火泻者，疾吹其火，传其艾，须其火灭也。"对施灸部位乃至操作方法均作了详细描述。《丹溪心法拾遗杂论》云："灸法有补火泻火，若补火，艾焫至肉。若泻火，不要至肉，便扫除之，也是从《灵枢》的艾灸补泻法阐发而来。"1987 年，田从豁教授在《汉代医学家淳于意针灸学术特点》一文中，对热证用灸作了专门讨论。他认为，《史记·扁鹊仓公列传》所载诊籍当中，淳于意对实热证见"难于前后溲而溺赤"，"切其脉大而实"者采用了"灸其足厥阴脉"的艾灸法而获愈，实为热证用灸的经典实例，说明灸治热病，古已有之，现在弃用，实为可惜。1987 年，田从豁教授指导学生王寅进行了艾条温和灸治疗外感风寒发热的初步观察并发表了相关论文，为艾灸法临床应用增加了新的内容。

二、艾灸法治疗热性疾病须明确辨证

从开始进行艾灸法治疗热病的研究起，田从豁教授即清楚地认识到艾灸法不是万能的，不能贸然用于一切热证。《神灸经纶》云：灸法要在明症审穴，症不明则无以知其病之在阴在阳，穴不审则多有误而伤气伤血，必精心体究，然后可收灸治之全功，而见愈病之神速也。田从豁教授认为，火郁发之是艾灸治疗热证的准则，在具体操作当中，必须明辨热之表、里、虚、实，在治法上也要有所体现。张景岳在《类经》中云：因其势而解之、散之、升之、扬之，如开其窗、如揭其被，皆谓之发。同样为发散热邪，表热证须散而解之，里热证须扬而解之，虚热证须升而解之，各有不同。表热证用灸，意在开腠理、行卫气以祛除皮毛肌表之热邪。里热证用灸，同气相求，引热邪外出，郁热随热气而外达则气机通畅，热象自除。虚热证用灸，可以升元气，正气足则阴液得以化生，有甘温除大热之意。田从豁教授强调，艾灸的临床治疗必须建立在明确辨证的基础上，正治、反治结合，方可获效。在《艾条温和灸治疗外感风寒发热的初步观察》一文中，田从豁教授选取症见发热、恶寒、无汗、四肢酸痛之表实证患者，采用大椎、曲池艾条温和灸的方法，祛邪外出，宣通气血，不辅助其他任何退热方法，有效率达95.3%，说明辨证准确，灸法治疗一些热证切实可行。

三、精准取穴，才能更好地发挥艾灸法治热证的作用

虽然艾灸法治疗热病古已有之，但具体选穴并无太多介绍。田从豁教授认为，艾灸法治疗热病时取穴不宜太多，否则实用价值不强，需要选择具有一定普适性的穴位。清代医家吴又可提出，阳气通行，温养百骸，阳气壅闭，郁而为热。不论脏腑经络、表里上下、血分气分，一有所阻，即便发热。大椎位于第七颈椎棘突下，为督脉要穴，属手足三阳经与督脉之会。督脉本为阳脉之海，可督统诸阳，故大椎为阳中之阳。田从豁教授认为，艾灸大椎，可以起到解表通阳、引热外出、补虚祛邪三方面的作用，属灸法治热之主穴。在此基础上，风寒加风池，风热加外关，虚热加肾俞，咳嗽加肺俞、风门等。在施灸方法方面，隔姜灸有助于发散风寒，隔蒜灸可开窍理气，隔附子灸可补肾壮阳，临床可根据实际情况，灵活运用。

艾灸法治疗热性疾病，只是田从豁教授针灸学术理念的一个方面。

针灸发展到今天，其应用范围、临床疗效、研究水平均较前大有提高。但艾灸法作为针灸学的重要内容，其临床应用近年却有萎缩的现象出现，田从豁教授对此种现象亦深感惋惜，并身体力行，在艾灸法方面进行深入研究，发表数篇论文。田从豁教授认为，艾灸法适用范围其实远远超过临床常用的疾病如关节炎、痹痛等。在理论上不断深入挖掘，在治疗上探索创新，才能使艾灸法焕发光彩，这正是我们所需要做的。

张　维

摘自"田从豁老中医针灸临床经验及
学术思想传承研究"博士后出站报告

田从豁教授百会临床应用经验总结

百会首见于《针灸甲乙经》，位于督脉之上，为手足三阳经与督脉位于头部的交会穴，为百脉之所会，具有总督一身之阳气的作用，临床应用颇为广泛。田从豁教授从事针灸临床工作 60 余年，其选穴及手法独具一格，并培养了大批针灸专业人才。田从豁教授临证时对百会的取用非常频繁，针刺方法亦高度个体化，经过总结临床病例并与田从豁教授沟通，我们将田从豁教授应用百会治疗不同系统疾病的经验加以总结，希望针灸医生在应用此穴时有所参考。

一、取穴方法

田从豁教授认为，针灸经穴在《针灸甲乙经》中称为"孔穴"，为气血深聚于体表之处，故经穴所在部位多数会有凹陷、孔洞、缝隙等标志，如泉水流出地表，必定会汇聚在岩石裂隙之处。百会为人身之大穴，气血充盛，其定位应该辅以相应的体表标志。经过长期的观察，田从豁教授认为百会定位应在头部前后正中线上，与两耳尖连线交点附近，以拇指揣穴，当凹陷处即是。该种取穴方法的优点在于定位更加客观，且得气快捷。《难经·七十八难》云："知为针者信其左，不知为针者信其右。"田从豁教授取穴、进针均强调双手配合，以达到气至而有效的目的。

二、理论基础

百会又称三阳五会，位于头顶，而头部为髓海所居。《灵枢·海论》云："脑为髓之海……髓海有余，则轻劲多力，自过其度；髓海不足，则脑转耳鸣，胫酸眩冒，目无所见，懈怠安卧。"杨上善注曰："胃流津液渗入骨空，变而为髓，头中最多，故为海也。是肾所生，其气上输脑盖百会穴，下输风府也。"可见百会为髓海之上盖，可调理脑髓，治疗脑病。古籍中此类记载颇多。《胜玉歌》亦云："头痛眩晕百会好。"同时，现代医学也证明，针刺百会对痴呆、脑缺血等脑部病变具有良好效果。田从豁教授认为百会的应用不止于此。《针灸资生经》载"百会，百病皆主"，可见其主治范围之广泛。田从豁教授认为百会可针可灸，可补可泻，应根据具体病情灵活掌握。

三、针刺治疗

田从豁教授以百会为主穴针刺治疗脑病颇具特色，这里的脑病包括头痛、中风和精神疾病等。临床针刺时，田从豁教授主张依据病情灵活选择针刺方向，并配合补泻手法，将百会通调经气的作用发挥至最大化。

（一）头痛

针刺治疗头痛有其独到之处，《伤寒论》中提及太阳、阳明、少阳、厥阴病均有头痛的见症，此因三阳经之经气俱上行于头部，厥阴经亦会于巅顶，故四经经脉气机运行异常均可发为头痛。田从豁教授认为百会既为三阳经交会之处，同时位于头部巅顶之上，故根据针刺气至病所的特点，将迎随补泻与刮针法结合，以通治各种类型之头痛。具体方法为，百会针刺得气后以右手拇指指甲轻刮针柄，刮针向下为补法，刮针向上为泻法。百会直刺 0.3 寸，行刮针向上的泻法，主治厥阴头痛；百会进针后针尖向前平刺 1.5 寸，透刺前顶穴，行刮针向上泻法，主治阳明及少阳头痛；百会进针后针尖向后平刺1.5寸，透刺后顶穴，行刮针向上泻法，主治太阳头痛。根据三阳经脉循行方向和头痛的特点，田从豁教授采取顺经而刺的方法以达到疏通经络、促进经气流通的作用，同时刮针行泻法，以解除气机之郁滞，补泻结合，效如桴鼓。

（二）中风偏瘫

张锡纯在《医学衷中参西录》中指出"人之脑髓空者，甚或猝然昏厥，知觉运动俱废，因脑髓之质，原为神经之本源也"，明确了脑掌管运动功能的作用。在此基础上，田从豁教授认为髓海经气上输于脑盖，即百会，同时该穴靠近大脑皮层运动区，故可用于治疗中风偏瘫。具体方法为百会进针后针尖朝向健侧，沿头皮刺入1.5寸，用连续捻转加飞法，即拇指向前捻6下，飞针1下，以加强刺激量。行针1分钟，休息5分钟，再行手法1分钟，反复3次。

（三）精神障碍

《本草纲目》云："脑为元神之府。"田从豁教授认为精神障碍患者多因脑之清窍闭塞，元神无从发挥正常作用。针刺治疗应以开窍醒神为要务。百会、人中二穴为主穴，配以心经、肝经、脾经穴位。冉雪峰云："脑之穴曰百会，言百神所聚会。"田从豁教授亦认为百会与人中合用可开通脑窍，使元气周行于任、督二脉，待脑髓充实则元神自归于本位。百会针尖向前刺入1寸，加针人中，针尖向上刺0.5寸，然后用电针作冲击治疗，每次电击在1秒内完成，连续3次。

四、灸法

田从豁教授临证善用灸法。百会位于人体最高处，灸之可以升阳举陷。《备急千金要方》云："小儿脱肛方，灸顶上旋毛中，三壮即入。"田从豁教授以蓖麻仁、五倍子等量去皮捣烂作饼，贴百会加艾条温和灸20分钟，主治脱肛、子宫脱垂，每获良效。又以艾灸百会为主治疗阴虚劳热之症见手足心热、颊红、盗汗者，施治时先以艾条灸百会，再灸大椎、曲池、太溪各5分钟，每日1~2次。本法施灸顺序为由上而下，先灸百会引动阳气，次以艾灸之热力导引上亢之虚阳归于肾经之本位，有"甘温除热"之意。

五、典型病案

任某，女，22岁。车祸后情绪不稳，智力下降，生活不能自理7年，于2013年8月来诊。患者于2005年上初二时因车祸致头部受伤、右腿骨折，经治疗仍不能上学，退学回家。情绪不稳，易激动、发脾气，智力下降，常摔东西、打人，不愿出门见人，自己莫名发笑。在宣武医院查头颅MRI未见明显异常。被诊断为"脑外伤后精神障碍"，长期服抗精神病药物。纳眠尚可。舌质红，苔白厚腻，脉弦滑。初诊给予百会电针冲击治疗1次，继之以百会丛刺为主，配大椎深刺，风池、期门、曲池、足三里平补平泻。

隔天二诊时情绪即较前稳定，可回答简单问题，治疗配合度好，舌苔转薄。田从豁教授继续以百会泻法为主，配合风府、期门、内关、合谷、太冲、神门平补平泻，每周治疗2次。

1个月后患者睡眠安稳，哭笑症状减少，舌苔薄白，脉沉细而略弦。百会以补法针刺，其余穴位不变。经治疗3个月后患者精神状况明显好转，可自行穿衣、吃饭和简单修饰。给予逍遥散善后并嘱避免情志刺激，专科医院定期复查。

本例精神障碍患者，田从豁教授始终以百会为主穴进行治疗，但根据病情变化，手法亦不断调整。初诊时患者痰蒙清窍之象较重，神识昏蒙，治疗时亦不配合，故百会以电针冲击疗法进行强刺激以醒脑开窍。治疗早期因患者退学在家并且长期服用抗精神病药物，肝气久郁不舒，亢而上扰，故百会行泻法以镇潜旺盛之肝阳。该患者病程较长，治疗一个阶段之后则虚象逐渐明显，此时百会改为补法，以益脑生髓。

六、小结

百会为临床常用穴，但田从豁教授并未因其常用而忽略了针刺方向、补泻手法等针灸治疗的技术关键。通过对田从豁教授的访谈，我们总结出田从豁教授取穴行针的一些初步规律，即针前必先揣穴，在按之酸胀或有体表标志处取穴，进针后根据病情选择补泻手法，以百会为例，其位置不宜行提插手法，故以迎随补泻配合刮针为主。百会的临床应用只是田从豁教授针灸学术思想的一个具体例证。名老中医是传统医学理论与实践技术的集大成者，其广博的学识、丰富的经验是中医学宝贵的财富，有待我们继承并发扬。

张　维

辽宁中医杂志，2014，41（12）

田从豁教授应用冬病夏治消喘膏贴敷治病经验简介

全国著名老中医田从豁教授迄今已从事针灸临床工作 60 余年，具有渊博的专业知识和丰富的临床实践，在中医针灸治疗中强调辨证施治，主张针药并用。自 20 世纪 70 年代后期开始，田从豁教授运用冬病夏治这一法则，除每年夏季伏天用冬病夏治消喘膏（白芥子 21g、延胡索 21g，甘遂、细辛各 12g，共为细末，杵匀，姜汁调涂）治疗慢性气管炎、支气管哮喘外，同时还治疗变应性鼻炎，各种关节疼痛（痹证）等多种疾病。他将"预防为主，春夏养阳"的理论普及到中药内服、针灸、按摩、刮痧等多个治疗领域，采用择时治病的原则，取得了较好的临床疗效。笔者有幸跟随田从豁教授出诊，目睹田从豁教授临床治病的过程，收益颇多，遂将田从豁教授临床经验进行整理，与同道分享。

一、慢性气管炎

慢性气管炎属肺系疾病，临床主要症状为咳嗽。咳嗽有外感、内伤之分：外感咳嗽多属邪实，治疗应以祛邪宣肺为主；内伤咳嗽多属邪实正虚，在祛邪的同时，应扶正补虚。慢性气管炎在病机上往往虚实夹杂，即肺、脾、肾功能失调——肺失清肃，脾失健运，肾失摄纳，同时有痰浊阻肺，以致肺气上逆。

田从豁教授认为，针对一到寒冷季节就出现咳嗽或病情加重的患者，可利用"预防为主，春夏养阳"的原理，在春夏季节进行针灸治疗，通过鼓舞正气，达到祛病、防病的目的。针灸临床上可根据中医辨证选取不同的针灸方法和穴位，一般情况下均可选用冬病夏治消喘膏于初、中、末三伏各贴敷治疗 1 次，每次 6 小时；选穴：肺俞、心俞、膈俞。

病案举例

马某，女，55 岁，2004 年 7 月 14 日初诊。主诉：咳嗽、痰多 20 余年，加重 10 年。现病史：20 多年来每年 9 月至次年 4 月咳嗽发作频繁，发作时咳嗽剧烈，咯大量白痰，动则气短，平时易感冒，畏寒、肢冷、腰酸、腿软，时有心悸，多汗，饮食差，体力衰弱，曾用多种中西医药物治疗，效果不显。刻下症及四诊情况：神疲倦怠，语声低微，身体瘦弱。舌淡，苔薄白，脉沉细。中医诊断：咳嗽（肺肾阳虚，寒痰伏肺）。西医诊断：慢性气管炎。治法：扶正祛邪，温阳散寒。治疗：夏季三伏天给予冬病夏治消喘膏穴位敷灸治疗，取穴肺俞、心俞、膈俞（均为双侧），初伏、中伏、末伏各贴 1 次，每次贴敷 4～6 小时。

患者当年贴药后很少感冒，仅次年 1 月发作咳嗽 1 次，经治疗 7 天而愈。随访 2 年未再复发。

二、支气管哮喘

哮喘是一种常见的反复发作性痰鸣气喘疾病，以喉中哮鸣、呼吸急促困难，甚则张口抬肩，鼻翼煽动，不能平卧为特征。一年四季均可发病，尤以寒冷季节和气候急剧变化时发病较多。本病之基本病因为痰饮内伏。小儿每因反复感受时邪而引起，成年者多由久病咳嗽而形成，亦有脾失健运，聚湿生痰，或偏嗜咸味、肥腻或进食虾蟹鱼腥，以及情志、劳倦等所致者。上述病因均可引动肺经蕴伏之痰饮，痰饮阻塞气道，致肺气升降失常，而发为痰鸣哮喘。发作期可气阻痰壅，阻塞气道，表现为邪实证；若反复发作，必致肺气耗损，久则累及脾肾，故在缓解期多见虚象。

田从豁教授认为本病的主要病因病机是肺脾阳气不足，兼有伏痰内蕴。可利用"预防为主，春夏养阳"的理论思想进行预防和治疗，以起到扶正固本的作用。治法：扶正祛邪，温阳散寒。治疗：取肺俞、心俞、膈俞（均为双侧），于夏季伏天进行冬病夏治消喘膏贴敷治疗，每伏贴 1 次，每次贴 6 小时左右，一般每年治疗 3 次。一般连续贴 3 年为佳。

另经临床实验证实，冬病夏治消喘膏可明显提高细胞液中巨噬细胞吞噬（功能）率和吞噬指数，明显提高皮泡液中 IgA、IgG 含量，明显提高血中 γ 球蛋白含量、淋巴细胞转化率以及血浆皮质醇的含量。上述结论可能说明该疗法可提高下丘脑－垂体－肾上腺皮质系统的功能。同时冬病夏治消喘膏可使血中嗜酸性粒细胞显著减少，说明该疗法可使机体过敏状态得到改善；血中血清淀粉酶显著升高，说明患者消化功能有增强。

病案举例

吴某，男，14 岁，2006 年 7 月 28 日初诊。主诉：哮喘间断发作 5 年多，加重 1 周。现病史：患者 5 年前受凉后出现哮喘，曾用中西药治疗，症状反复，多因着凉或遇灰尘及异味诱发。近 1 周来喘憋明显，每到晚上张口抬肩不能平卧，轻微咳嗽，痰白量少，喉中哮鸣，胸憋甚，唇干舌燥，精神欠佳，睡眠不实，纳差，二便正常。舌淡，苔薄黄少津，脉数。患者有家族遗传史，其父有哮喘病史 20 多年，曾在前年伏天应用冬病夏治消喘膏治疗，病情好转。中医诊断：哮喘（实证，实邪阻肺，肺气上逆）。西医诊断：过敏性哮喘。治法：温阳散寒，降逆平喘。治疗：肺俞、心俞、膈俞（均为双侧）冬病夏治消喘膏敷灸治疗，每次贴敷 6 小时，10 天 1 次，共贴敷 3 次。

贴敷治疗 1 次后患者哮喘发作明显减轻，晚上已能平卧入睡；贴 3 次后，哮喘诸证缓解。

随访 3 年，患者在次年（2007 年）3 月因受凉引发哮喘发作，经针灸治疗 1 周即缓解。连贴 3 年，患者哮喘逐渐治愈。

三、变应性鼻炎

变应性鼻炎，是机体对某些变应原（亦称过敏原）敏感性增高而呈现以鼻腔黏膜病变为主的 I 型超敏反应，并常伴发变应性鼻窦炎。有长年性发作和季节性发作两型。临床表现以突然和反复发作的鼻内奇痒、连续喷嚏、多量水样鼻涕为特征。相当于中医学之"鼻鼽"。

田从豁教授认为本病多为肺、脾、肾阳虚加之风寒或异气之邪侵袭鼻窍而致。应用"预防为主，春夏养阳"的理论思想，通过扶正固本，以祛寒通鼻窍。治疗仍为在夏季三伏天用冬病夏治消喘膏贴大椎、风门、肺俞，每伏贴 1 次，每次贴 4 ~ 6 小时。很多患者经贴敷治疗后症状立即得到缓解，复发次数明显减少。

病案举例

郭某，女，30 岁，2005 年 8 月 12 日初诊。主诉：变应性鼻炎反复发作 4 年。现病史：患者 4 年前出现变应性鼻炎，遇冷空气打喷嚏，流涕，伴有双眼痒、涩，症状每于 9 月份发作频繁，因遇凉出现，饮食正常，睡眠正常。时有头蒙感，舌边、尖红，苔薄白，脉沉弦。中医诊断：鼻鼽（风寒束肺证）。西医诊断：变应性鼻炎。治法：散寒清肺，通鼻窍。治疗：当时正值患者发作期，故在患者大椎、双侧风门、双侧肺俞处贴冬病夏治消喘膏治疗。贴药 4 小时后，患者打喷嚏、流鼻涕、头晕及眼痒症状完全缓解，后患者于中伏、末伏连续接受贴敷治疗。1 年后随访，患者变应性鼻炎仅有 1 次复发，1 周后自愈。

四、痹证

痹证是因感受风寒、湿热之邪引起的以肢体关节疼痛、麻木、活动障碍为主要特点的病证。临床上具有渐进性或反复发作的特点。其主要病机为气血痹阻不通，筋脉关节失于濡养。

田从豁教授认为本病多为脾肾阳虚加之风寒湿之邪侵袭关节、筋肉而致。治疗可应用"预防为主，春夏养阳"的思想，通过扶正固本，以祛风散寒，疏经止痛。治疗上也可用冬病夏治消喘膏在夏季三伏天贴敷关节局部，每伏贴 1 次，每次贴 6 ~ 8 小时。一般连续贴敷 3 年后，很多顽固性骨关节病变都有明显改善。

病案举例

王某，女，36 岁，2007 年 7 月 16 日初诊。主诉：双膝关节疼痛 7

年。现病史：患者7年前因产后足部着凉出现双膝关节疼痛，关节局部变形，活动受阻，行动困难，阴雨天诸症加重，饮食正常，睡眠正常，二便正常。全舌淡红，苔薄黄，双脉沉细。中医诊断：痹证（寒湿凝滞证）。治法：温阳祛风，散寒止痛。治疗：在膝关节周围贴敷冬病夏治消喘膏，药厚0.5cm，用塑料薄膜包好固定贴8小时，患者局部有温热感，夏季三伏天共贴3次，连贴3年。第一年治疗后患者关节疼痛减轻，能下地行走，第二年关节疼痛消失，第三年关节活动受限明显好转，走路基本正常。

体会："冬病夏治"是将冬天好发的疾病或者是感受风寒好发的疾病，选择在夏天进行治疗，即在自然界阳气最旺盛之时治疗。这些疾病发生的根本，在于机体的阳气受损，尤其是肺、脾、肾的阳气不足。在夏至后三伏天期间通过中医传统方法生发阳气，培本固元，借自然界之旺盛阳气使机体内的阳气强壮，增强其固表祛寒之功能，驱散未退之寒邪，恢复阴阳平衡，减少疾病在秋冬季的发作次数或减轻其发作程度，乃至不再发病，这就是冬病夏治。

该治疗理论早在《黄帝内经》中就有所论述，如《素问·四气调神大论》中记载："夫四时阴阳者，万物之根本也，所以圣人春夏养阳，秋冬养阴，以从其根。"根据中医"春夏养阳"这一理论思想，加上"择时治病"及"不治已病治未病"等理论，选在"伏天"即阳气最旺盛的时间，通过针灸、敷药等中医治疗手段，调节人的脏腑功能，强壮人体脏腑阳气，可明显增强机体抵御疾病的能力，起到事半功倍的效果。

每年夏至以后第三个庚日（指干支纪日中带有"庚"字的日子）为初伏，第四个庚日为中伏，立秋后第一个庚日为末伏，合起来称为"三伏"。此时为自然界阳气最为旺盛之时，也是人体阳气最为旺盛之时，在此时应用冬病夏治消喘膏贴敷背部腧穴，可使机体不足之脏腑阳气迅速旺盛起来，达到强身健体、祛除病邪之效果。这是中医"春夏养阳"理论及"治未病"理论的临床具体应用。

田从豁教授在临床中将冬病夏治消喘膏的应用范围逐渐扩大，所治疾病从最初的呼吸系统疾病，逐渐向其他慢性反复发作性疾病扩展。这类受凉即容易发作的疾病，病机上均有脾、肺、肾阳气之不足，从而使有形实邪——痰饮在体内停留，当外界诱因诱发体内伏邪，即出现疾病发作。在这一类疾病的治疗上，治本——即强壮机体阳气是治疗的关键所在。这体现了中医辨证论治中"治病求本"及"异病同治"的诊疗思想。

田从豁教授在"预防为主，春夏养阳""治未病""治病求本"及"异病同治"的理论指导下，在临床上采用冬病夏治消喘膏药物贴敷方法治疗多种疾病，该法操作简便，安全性高，患者痛苦小，临床疗效显著，且社会及经济效益可观，前景广阔，值得进一步研究及推广。

杨　涛　王　寅

上海针灸杂志，2011，30（1）

田从豁教授治疗哮喘临床经验总结

对于哮喘，田从豁教授治疗经验丰富，效果显著。他在针刺治疗的同时常结合中药内服、艾灸、穴位贴敷等方法，随证灵活选用。笔者通过对田从豁教授治疗哮喘临床资料的整理分析，以及与田从豁教授本人的深入交流，总结整理出其"分证型治疗，多疗法结合"的治疗特色，和"平喘为先，治肺为主，扶正为重"的治疗思想。希望借本文能够使田从豁教授治疗哮喘的宝贵经验得到继承和发扬。

一、治疗特色

（一）分证型治疗

田从豁教授将哮喘分为虚、实两大类，其中，实证分寒、热二型，虚证分肺虚、脾虚、肾虚三型，因虚证多病程久远，病变常涉及两脏或三脏，所以临床常见肺肾两虚和肺脾肾俱虚。

（二）多疗法结合

田从豁教授治疗哮喘疗效稳定的一个原因是其熟练掌握多种治疗方

法，如针刺、灸法、拔罐法、刺血法及中药内服等，可根据患者病情进行优化选取，解决许多复杂难题，获得良好疗效。例如，对肺气虚者多采用单纯针刺，而对脾肾虚患者则采用针刺、中药内服及艾盒灸综合治疗。若虚实夹杂，热象明显，辨证为痰热蕴肺、肺脾肾虚者，先用针刺加刺血拔罐及中药内服法治疗，待热象已清后仅留用针、药二法。

（1）艾盒灸。

田从豁教授喜用艾盒灸。施用时，艾盒可放置于脐上，以同时温通脐周任脉、脾经、肾经上数穴，从而发挥温中助运、促进气血运行之效；也可放置于背部，从而将督脉穴位及膀胱经肺俞、心俞、膈俞等重要穴位兼顾以温通经络、调和气血。此法多用于哮喘虚证，或虚实夹杂而无热象者。

（2）刺血拔罐。

对于热重者，田从豁教授常选用刺血拔罐法治疗。取穴大椎、定喘等，放血 3ml 左右，留罐 5 分钟，可达祛邪泄热的作用。此法，实热证或虚实夹杂而热盛者均可施用。

二、治疗思路

患者初诊时多处于哮喘急性发作期，本着"急则治其标"的原则，田从豁教授先用针刺施以降逆平喘之法以缓解其最痛苦的症状。又因哮喘的病位在肺，所以治肺为治疗的基础，且贯穿于治疗全程。又考虑到久喘多虚，田从豁教授主张急性期也应"标本同治"，辨证施以"扶正祛邪"之法，如肺气虚者用补益肺气之法，肾虚者用补肾纳气之法，脾虚者用培土生金之法；病及两脏或三脏者大多病程较长、病情复杂，初诊时即予中药内服，内外兼施，待患者喘息等症状平稳后，按照"缓则治其本"原则，适时重用以上补益之法，以"扶正固本"。为达良好的远期疗效，田从豁教授建议哮喘发作后应规律治疗 1 年以上，且用穴位贴敷疗法巩固治疗 3 年以上。

（一）平喘为先——急则治其标

田从豁教授平喘善用孔最、定喘和夹脊穴等经验效穴，注重手法操作。

　　孔最是手太阴肺经郄穴，为田从豁教授即刻平喘效穴。手法操作上，先以左手拇指重切穴位，待局部产生酸感后在该指远心端进针，轻提插，右手拇指向外捻转，待患者出现向拇指、食指端传导之针感即可，然后左手拇指换到针的下端重切，右手拇指向内捻转，此时针感可向上传导至胸部，继而憋闷、呼吸困难等症随之缓解。若针感不明显，可将针尖向尺侧或桡侧调整以候气。

　　夹脊穴属经外奇穴，因其行走于后背，与督脉和足太阳膀胱经并行，针刺夹脊穴时一针连及二经，能起到与针刺督脉和背俞穴同样的治疗作用。田从豁教授认为，颈椎棘突下两侧，正中线旁开 0.5 寸，可视为"颈夹脊穴"，其治疗哮喘选用的夹脊穴为第六颈椎至第七胸椎这一段，每隔一椎取一穴，交替选用，有较好的平喘作用。同时田从豁教授的经验穴"定喘"正是第七颈椎夹脊穴，用之效果颇佳。

（二）治肺为主——一切治疗的基础

　　田从豁教授指出哮喘的病位在肺，病因病机是伏藏在肺中的"夙根"被外邪引动，导致其宣降功能失常，气道失司，气机发生逆乱，上逆而为喘急气短，下滞则为胸膈满闷。"肺为水之上源"，源头壅塞，则痰多，夙根难净，病程迁延难愈；肺为娇脏，一损再损，娇弱难复，所以哮喘的治疗颇为棘手。又因当肺发生病变时，可出现气机逆乱、水液代谢障碍及血液循环不利等一系列病变，进而引起其他脏腑、器官的功能紊乱，变生他病。所以，治肺不仅可以治疗肺本身的病变，还可阻止变生他病，对哮喘的转归影响深远。因此，田从豁教授治疗哮喘时，将治肺贯穿始终，不分时期、不分证型，对所有哮喘患者均将治肺作为一切治疗的基础。

　　田从豁教授治肺擅长针药并用。针灸取穴的特色为以手太阴肺经穴和肺的俞、募穴直接治肺为主。如郄穴孔最用于急性发作期即刻平喘，络穴列缺善治咳嗽寒痰，合穴尺泽既可泻实喘之肺热又可补虚喘之肺气不足，荥穴鱼际可泻肺之实热、清利湿热，募穴中府、背俞穴肺俞可用于补益虚喘之肺气不足。针刺手法以提插、捻转、迎随补泻为主。

中药则常用麻杏石甘汤清泻肺中实热，用小青龙汤或射干麻黄汤温化肺中痰饮，用沙参麦冬汤养肺阴润燥，用百合固金汤补肺益气，随证加减。

（三）扶正为重——复杂病情的切入点

哮喘长期反复发作，势必导致内脏虚损，病变往往殃及他脏。由于肺与脾、肾在生理上相互联系，在病理上相互影响，所以哮喘虚证常见肺肾两虚、肺脾肾俱虚之候。

肾、脾为人体先天和后天之本，扶正，即将补肾健脾运用到哮喘治疗中，既可于本虚标实阶段扶正祛邪，又可于纯虚时扶正固本，增强体质，提高抗病能力，以达战胜疾病、恢复健康的目的。补肾健脾法适用于虚实夹杂之哮喘或虚喘的治疗。

1. 补肾纳气

田从豁教授认为，肾对呼吸运动的调节和肾为先天之本都与哮喘关系密切。"肺为气之主，肾为气之根"，呼吸运动靠肺的肃降和肾的摄纳完成。若哮喘患者肾气不足，摄纳无权，吸入之气不能归根，则见呼吸浅表、气喘急促、张口抬肩，动则尤甚，可加重原有的哮喘诸症。肾中所藏为人体先天之所得，而易患哮喘之人往往有先天之不足，这也反映出人体体质的强弱和人体功能状态之不同。所以哮喘患者从肾论治，既可纳气平喘，还能调理内环境、调整人体功能状态，使长期患病之人从根本上得到改善，为治本之良策，也是治疗哮喘这类复杂病证的重要切入点。田从豁教授针灸治疗本病多选用足少阴肾经或肾的特定穴以及相关穴，如原穴太溪、背俞穴肾俞，以及肓俞、命门等，药物选择上则喜用熟地、淫羊藿等。

2. 培土生金

田从豁教授认为久病的哮喘患者因长期服药，脾胃功能多有损伤，脾胃虚弱则无以正常受纳、传化药物，使得药物的作用无法发挥，这也是许多患者治疗越久药效越差的原因之一，患者往往也因此不能坚持治疗。肺脾虚损对疾病的转归也会产生不良影响，因此，治疗后期调理脾胃尤为重要，既可健脾理气，又可培土生金，补益肺气，还可运化水湿，祛除痰饮。针灸治疗是通过腧穴的作用调理脏腑和人体内环境的，不会加重脾胃负担，既可治疗哮喘又可健脾益气，助脾胃恢复，这也是针灸的一大优势。

虽然脾胃对哮喘的影响多出现在哮喘后期，但田从豁教授认为培土生金这一肺脾同治之法可用于哮喘的各个阶段。在哮喘早期应用，可通过调理脾胃、调畅气机、理气活血，达到彻底恢复脏腑功能的目的。在哮喘中、晚期应用，可通过调理脾胃、调畅气机，促进脏腑功能恢复、气血化生，并防止因气机和水液代谢的功能紊乱而产生水湿、痰饮等病理产物，达到"既病防变"以及强机体、复正气、祛邪外出的目的。

田从豁教授针灸治脾以足阳明胃经（胃）和足太阴脾经（脾）的特定穴为主，如胃经合穴足三里、络穴丰隆，胃之募穴中脘、背俞穴胃俞，以及脾经三阴交、脾之背俞穴脾俞等，根据病情加减选用。药物治疗则多以四君子汤加减，常选用黄芪、党参、白术等药。

（四）坚持巩固——穴位贴敷

哮喘患者易忽视缓解期的治疗，仅在哮喘发作时求医，这样虽可获得一时的缓解，但难以根治，且病情反复不易控制。通过对随访病例的观察，我们发现哮喘患者病情平稳后的治疗，直接影响到治疗的远期疗效。田从豁教授建议哮喘的治疗应当坚持 1 年以上，因为许多患者的哮喘有季节性发作的特点，将 1 年作为 1 个治疗周期较合理，因为在这 1 个周期里，既包括发作期也包括缓解期。另外，田从豁教授还将穴位贴敷作为哮喘缓解期巩固治疗的重要手段，并且建议患者坚持贴敷 3 年以上。

作为广安门医院冬病夏治消喘膏的创始人，田从豁教授在 20 世纪 50 年代将穴位贴敷这一古老的疗法从古代文献中挖掘出来并应用到临床上，疗效显著，并且因其操作简便、安全性高、副作用小，已在临床上广泛开展，沿用至今。

田从豁教授研制的冬病夏治消喘膏以《张氏医通》所载方为基础，去除昂贵的麝香，改生白芥子为炙白芥子，最终药物组成为炙白芥子、延胡索、细辛、甘遂、生姜汁。穴位贴敷药物可以直接刺激穴位，激发经气，从而推动经络气血运行，调整脏腑功能，使机体内在平衡，以达"正气存内，邪不可干"之效。田从豁教授选用肺俞、心俞、膈俞作为贴敷治疗哮喘的主穴，因其认为此三穴相配可调和气血，利于复杂疾病的治疗。

三、病例介绍

患者，女，52岁，2009年10月23日初诊。喘憋反复发作10余年，加重2个月。患者有长期慢性咳嗽病史，10余年前突发喘憋，甚时张口抬肩，不能平卧，于当地医院就诊。过敏原实验提示对粉尘、毛发、烟酒等多种物质过敏，医院给予硫酸沙丁胺醇吸入气雾剂（万托林）等药物对症治疗后，症状稍可缓解，但自此喘憋反复发作，每于秋冬季节及夜间加重，易感冒。患者2个月前因入秋后感受风寒而感冒，由感冒引发喘憋加重。症见喘息频繁，动则喘甚，胸膈憋闷，夜间喘憋加重难以入眠，咳嗽，咯大量淡黄色泡沫样痰，鼻流大量黄涕，畏寒肢冷，后背部僵痛，纳可，眠差，大便稀溏，小便可，下肢无水肿。查体见患者体胖，咽部无红肿，胸廓前后径略变宽，肋间隙未见明显增大，双肺呼吸音粗，可闻及散在哮鸣音。舌淡红，苔黄腻，脉沉细。中医诊断为哮病（痰热阻肺，肺脾肾虚），西医诊断为过敏性哮喘。治拟清热化痰、止咳平喘、扶正固本。初诊针灸取穴百会、风池、大椎、定喘、夹脊穴（第三胸椎、第五胸椎、第七胸椎）、肺俞、心俞、膈俞、脾俞、肾俞、命门、三阴交。行平补平泻法，留针30分钟。起针后在大椎刺血拔罐。中药处方为：炙麻黄10g，杏仁10g，生石膏30g，穿山龙10g，桑白皮10g，桔梗10g，鱼腥草15g，地丁10g，细辛3g，五味子10g，云苓10g，白术10g，党参10g，甘草10g。

二诊（该患者每星期就诊1次）时诉已可平卧，喘轻，仍较多黄涕，针灸取上星、印堂、鼻通、尺泽、孔最、中府、膻中、中脘、肓俞、气海、丰隆、三阴交。中药去麻黄，加川贝母6g，余法同前。

三诊略。

四诊时诉痰和鼻涕量减少，颜色变白。停刺血拔罐。

五、六诊略。

七诊时诉哮喘明显减轻，发作次数减少。针灸加天枢、足三里。中药暂停。

治疗3个月后，喘息、憋闷明显好转，偶有发作，不影响活动和夜间睡眠，偶有咳嗽，有痰易咯，双肺偶可闻及干鸣音。

患者喘咳10余年，久喘伤肺，肺气渐虚，肺卫不固，易感冒，易因外邪引发喘咳；肺虚影响及脾，脾虚运化失司，水谷不得化精，反聚湿生痰，上贮于肺，又因外寒化热，则见多黄痰、黄涕；患者年过七七，肾中阴阳已不足，肺阴不足不得下资，肾精耗损，见形寒肢冷、畏寒之症。此属本虚标实，治以清热化痰、止咳平喘、扶正固本。初诊时患者喘憋较重，不得平卧，故针灸时以俯卧位取穴。取用定喘、夹脊穴平喘，另用大椎、风池清热解表，大椎加用刺血拔罐可助祛邪清热，背俞穴及命门、三阴交意在补虚，百会意在调节机体阴阳平衡。所配中药汤剂为麻杏石甘汤合四君子汤加减。针灸及中药均祛邪又扶正，标本兼治。待患者喘咳减轻，以痰多、流涕多为主时，增加印堂、鼻通、上星等宣头面气血、利鼻窍之穴，停服中药，减轻脾胃负担，同时加用天枢、足三里等强壮补虚之穴，既培土生金、益肾健脾，又助水湿运化，清利痰涎。该病例充分体现了田从豁教授"平喘为先、治肺为主、扶正为重"的治疗思想。

孙　元　叶永铭　王　寅

上海针灸杂志，2013，32（6）

田从豁教授病证结合治疗癫痫经验

癫痫是由反复发作的大脑皮质或皮质下神经元异常放电导致的大脑功能障碍，临床以发作性、重复性、短暂性和刻板性为特征，是一种反复发作的、致残率高、病程漫长的疾病。抗癫痫药物作为一线治疗方法对绝大多数患者有效，但仍然有30%以上的患者因单独药物治疗无效或不能耐受药物的副作用而放弃药物治疗。田从豁教授治疗癫痫在减轻其发作的频率和症状、减少抗癫痫药的用量上积累了丰富的经验，现介绍如下。

一、病证结合

田从豁教授认为，癫痫乃虚实夹杂、病机交错之顽疾，以风、火、痰、瘀、惊为主要病因，复因病情缠绵，日久难愈，耗伤正气，脏腑功能衰退，运化不济，致使体内痰瘀更实，挟风上蒙脑窍，故反复发作。目前中医治疗癫痫多根据辨证与辨病相结合的理论，对风、火（热）、痰、瘀、虚各有侧重，但鉴于该病发病时意识丧失、肢体抽搐等共同的临床表现，田从豁教授认为其总的病机为督脉功能失常，元神失守，脑髓失衡，并在此病机基础上确立了通督调神的治疗原则，取穴以百会、风府、大椎、陶道、无名、长强等为主。

二、分期治疗

临床上，田从豁教授主张对该病进行分期治疗，即根据疾病不同阶段的病机演变特点进行分期，在此基础上，对每一期再根据病因病机的侧重点不同而辨证论治。癫痫的发作形式多种多样，临床表现复杂，在治疗上必须掌握急则治标、缓则治本的原则，根据癫痫的不同分期分而治之。

（一）发作期醒神开窍

癫痫发作期的特点为发病急、持续时间短，治疗时可取人中、百会、合谷、太冲等穴。人中为督脉穴，强刺激有醒神开窍、息风止痉之效；合谷配太冲可行气活血、平肝息风；百会亦为督脉穴，有醒脑开窍之功。以上诸穴相配，共奏醒神开窍、息风止痉之效。对于发作频繁的患者，可根据具体情况酌情加用膻中、鸠尾、中脘等穴，取其宽胸理气、化痰安神之效。

（二）间歇期通督调神

癫痫的发病多与脏腑功能失调有关。心主神，痰浊蒙蔽心窍则见神昏目瞑；肝主风，肝风内动则见震颤抽搐；脾主运化，脾虚清气不升而浊气不降则上扰髓海发为意识昏蒙；肾主收藏，肾阴阳失调，肾气不能潜藏而上逆，或肾水不足，肝气上逆都可导致癫痫的发作。此外，癫痫病久则累及脾肾，临床可见肢体倦怠、神疲懒言、口中多涎、智力低下等表现。因此，田从豁教授在间歇期尤其注重调整脏腑功能，多适当选取背俞穴，如心俞、肝俞、脾俞、三焦俞、肾俞等，以调理心、肝、脾、肾四脏的功能。若患者记忆力减退，反应迟钝，多加用百会、四神聪以醒脑开智。百会、四神聪位于巅顶，为清阳之所居，可开窍醒神，对于认知功能下降的患者还可提高智力。对于癫痫昼发者加申脉，夜发者加照海，发作时间无规律者则同时取两穴。卫气昼行于阳跷，夜行于阴跷，申脉为膀胱经与阳跷脉的交会穴、照海为肾经与阴跷脉的交会穴，两穴司运动，主睡眠，取之能安神定志。若患者伴有蹙眉、眨眼等症状，要根据辨证全身取穴，同时依据症状加局部穴位针刺。

三、刺灸方法

田从豁教授临床治疗癫痫时，对成人多选用 1～1.5 寸毫针。百会采用丛刺法；风府进针不超过 1 寸；其他督脉穴位从大椎处开始进针，将针刺入皮下棘突上方，进而沿督脉循行向上斜刺进针 1.5 寸，将针尖刺入棘间韧带中，至硬脊膜效果最好，患者往往有强烈的针感；然后再分别取陶道、无名依法进针；三针斜向上，如叠瓦片状，田从豁教授称之为"叠刺法"；长强针刺方向向下。若患者为儿童，则选用 1 寸毫针，针刺深度稍浅。此外，癫痫为顽疾，邪气入深，留针时间长则效果更佳，每个患者应留针 1 小时，但对于临床小发作的患者或儿童患者，则不留针或留针时间不宜超过 0.5 小时。

四、注意事项

口服抗癫痫药的患者，在症状减轻、发作频率减少并能维持一段时间后方可逐渐减药。此外，在针灸治疗的同时配合中药内服效果更佳。

癫痫是慢性病，病程长，务必坚持长期治疗。对于特殊的时期，如青春发育期、月经来潮时，患者症状会有变化，应及时调整治疗方案。

五、验案举例

患儿，男，8岁，因发作性四肢抽搐伴意识丧失7年余就诊。患儿出生7个月后无明显诱因出现四肢抽搐、口吐白沫，进而意识丧失，持续发作1小时后自行好转。诊断为癫痫。现口服丙戊酸钠片每日2次，每次500mg。患儿癫痫每20~30天发作1次，每次发作持续10~30分钟，发作时四肢抽搐，意识丧失。每于感冒发热后诱发。多动，注意力不集中，性情急躁，智力下降。舌红，苔薄白，脉弦滑。处方：大椎、陶道、无名、长强、百会、申脉、照海、肝俞。大椎、陶道、无名三针向上斜刺为叠刺法；长强向下平刺进针约1.2寸，行平补平泻手法。每周针刺2次，每次留针30分钟。

针刺1周后患儿精神较前容易集中，能书写少量字词，食欲改善。

针刺治疗3个月后，癫痫发作次数较前减少，30~50天发作1次，情绪较前平稳，注意力不集中的情况改善明显，但躯干及肢体大的动作方面仍显笨拙。

大椎为手足三阳经与督脉交会穴，有通督调神、清热镇静的功效。长强为督脉起始穴，是疏通督脉阳气的重要穴位。陶道擅长调理气机，息风宁神。无名为田从豁教授治疗癫痫的经验穴。四穴合用，可增强对督脉经气的调整作用，既能补虚助阳，又能清热调神，调理气机，对于癫痫有很好的疗效。在主穴的基础上，根据患儿具体情况选用百会、申脉、照海、肝俞作为配穴。百会位于巅顶，为清阳之所居，可开窍醒神。申脉、照海为八脉交会穴，司运动，主睡眠，能安神定志。该患儿平素性情急躁，多动，辨证为肝火旺盛，结合其癫痫病史，选用肝俞以疏泄肝气。以上诸穴合用，共奏通督调神、安神定志之功。

田从豁教授治疗癫痫有以下两个特点。①治病求本：病程久的癫痫患者，均有本虚标实的情况，因此，治疗时常通过通督调神以控制发作，调整脏腑、经络、气血功能以巩固疗效、防止复发，取穴多用背俞穴、督脉穴等。②病、证、症结合：田从豁教授临床治疗癫痫时重视对其基本病机的认识，强调辨证论治，在辨病、辨证的基础上注重对症状的辨识治疗，临床疗效确切。

王　蕊　朱　远　赵　宏

中医杂志，2015，56（21）

田从豁教授治疗痹证的理、法、方、穴、术

田从豁教授是中国著名针灸学专家，治学严谨，医术精湛，在针灸治疗中注重理、法、经、穴、术相结合，谨守病机，辨证论治，针灸兼药，因病而施。田从豁教授针灸治疗病种繁多，擅长治疗中风后遗症、风湿痹证、郁证等，其中对于肢体经络疾病，尤其是痹证，治疗效果显著。笔者有幸得以侍诊师侧，受益良多，以下从理、法、方、穴、术5方面，深入研究分析田从豁教授治疗痹证的思路与方法。

一、理——重视认证，审证求因

痹证是临床中较为常见的病证之一，针灸治疗往往有独特疗效。田从豁教授强调痹证多属本虚标实，多由中老年人气血津液亏虚，导致关节筋骨无以濡养，进而出现活动不利、疼痛等症状；也可见于现代年轻人，因其生活节奏过快、饮食不节、起居无常而致内虚外实，即表邪有余而里气不足。《素问·痹论》曰："阴气者，静则神藏，躁则消亡。饮食自倍，肠胃乃伤……诸痹不已，亦益内也。其风气胜者，其人易已也。"正虚卫外不固是痹证发生的内在基础，感受外邪为痹证发病的外在条件，因此，临证时应重视标本兼治。

二、法——祛瘀生新，补益脾肾

针对痹证，田从豁教授多采取标本兼治之法，治标则常采用化湿通利、祛瘀生新之法。《血证论》云："瘀血不去，则新血断无生理。"祛瘀生新法在针灸临床中是一种行之有效的治疗方法，特别是对于痹证中的顽症。此病由于迁延日久，病性虚实夹杂，治疗起来比较困难。田从

豁教授主张从辨证施治入手，抓住瘀血不去则新血不生、瘀血去则新血自生这一关键，在针灸临床中常采用刺络放血或腧穴三棱针点刺拔罐放血、火针等方法，依病情变化重点施用于可活血化瘀通经的穴位。治本重在补益脾肾，田从豁教授临床治疗很多疾病均从补益脾肾入手。脾为后天之本，肾为先天之本，脾肾强健、正气充足则机体各脏腑组织器官功能正常。

三、方——君臣佐使，讲究配伍

田从豁教授治疗痹证善用独活寄生汤，并独创田氏独活寄生汤，该方由独活寄生汤化裁而成，药物组成：独活、羌活、桑寄生、熟地、杜仲、牛膝、当归、川芎、桂枝、甘草。具体用药根据临床症状加减。另外，他还常用黄芪桂枝五物汤治疗骨弱肌肤盛、邪入血分而成的痹证。田从豁教授在中药处方中讲究补与泻、升与降、攻与散的相互协调，针灸治疗中亦重视这种协调作用。他认为，人体气血、阴阳之间相互依存、相互转化，病理上亦相互影响，故针灸治疗中应注意协调阴阳，"从阳引阴""从阴引阳"，重视腧穴间的配伍，以本经配穴、表里经配穴、上下配穴、远近配穴、左右配穴为多。

四、穴——取穴精当，重用效穴

田从豁教授在临床上常将循经取穴、近部取穴、上病下取、下病上取、以痛为腧等取穴方法灵活运用，重视背部、腹部腧穴及合穴、八会穴、交会穴、督脉穴、任脉穴的运用，一穴多用，寒热平调，虚实并治，标本兼治。

（一）脐周四穴以治本

脐周四穴即脐周阴交、水分和双侧肓俞。田从豁教授治疗疾病时注重对于先天之本的补养，认为脐部为十二经之根、元气生发之源。脐周四穴中阴交、水分为任脉穴，肓俞为肾经穴。任脉为"阴脉之海"，与督、冲二脉皆起于胞中，称为"一源三岐"，具有调经补肾之功效。阴交为任脉所属，亦为足少阴经与冲、任二脉交会穴，可行冲脉外散的水湿之气。水分主治水液代谢疾病，亦可运化皮里膜外之湿气，通经活络。肓俞为足少阴肾经与冲脉交会穴，具有益肾壮骨之效。针灸脐周四穴重在治本，四穴共奏振奋元阳、益肾壮骨、扶正祛邪之功。此外，行痹多加血海，以和血行血，使血行风自灭；痛痹多加大椎，以振奋卫阳，通络止痛，加关元，以益元阳，益火之源，以消阴翳；着痹多加阴陵泉，以加强健脾利湿之功。

（二）局部取穴以治标

田从豁教授在临床上总结出一系列针对四肢关节的局部取穴方法，称为"关节三针疗法"。对于膝关节痹病，田从豁教授常取鹤顶及犊鼻（包括内膝眼、外膝眼，现代教材将外膝眼称为"犊鼻"，为胃经经穴；以内膝眼为奇穴，称膝眼。田从豁教授将内、外膝眼合称为"犊鼻"，此处髌骨及髌韧带形似牛之鼻，故称），即"膝三针"，通过针刺内外表里两经，以通利关节。对于颈椎、胸椎、腰椎部痹证，田从豁教授常取督脉经穴及其相对应的夹脊穴，即"椎三针"，沟通督脉和足太阳膀胱经，挟督脉之阳以助太阳经，使阳气由内而外通达肢表，从而调理脏腑、疏通经络。临床上椎三针对腰骶关节疾病及强直性脊柱炎等疾病发作时常伴有的顽固性疼痛有独特的作用。在治疗髋关节疼痛时田从豁教授多选用"髋三针"，即以髀关为中心，各旁开2寸围绕髋关节取穴，在针刺时选用芒针针刺，取其治疗"深邪远痹"之效。

五、术——针刺有序，重用灸法

田从豁教授认为针刺顺序是影响针刺疗效的重要因素，经几十年的临床摸索，他总结出一套针刺顺序规律，对于痹证、痛证的治疗尤为适用。临床治疗疼痛时，常取能够沟通阴阳、交通经脉的一些腧穴，如八脉交会穴、交会穴、络穴等，手法也多用"交经缪刺""泻络远刺"法。田从豁教授的经验是无论"交经缪刺""泻络远刺"，还是上下左右同刺，若能先远取，后近取，多能取得较好的疗效。

田从豁教授在临床治疗中特别重视灸法的应用。《灵枢·官能》云："针所不为，灸之所宜。"在临床上，灸法多用于阳气衰弱、沉寒痼冷等疾病，如对痹证中痛痹的治疗，田从豁教授特别强调在局部穴位上采取针刺结合艾灸的方法，使温热之气由针体直接传入关节腔内，起到温通经脉、行气活血的作用。另外，田从豁教授还常采用敷灸法及隔姜灸法治疗痹证。敷灸法即穴位贴敷法，取延胡索、细辛、白芥子、甘遂，等量共研细末，用生姜汁调成糊状，贴敷于穴位之上，6～8小时后取下，每周1次，治疗关节痹证效果甚佳。对于"阳虚背寒肢冷"者，通常用隔姜灸身柱以振奋心阳。

六、典型病例

患者，女，54岁，于2010年4月因双膝关节疼痛半年余，加重1周就诊。患者半年来膝关节反复疼痛，外贴壮骨膏等效果不明显，行走500米即觉疼痛加重，需停下休息，上楼困难，疼痛受凉后更甚。X线片示：双膝关节骨性关节炎。就诊时症见双膝关节疼痛，外形略肿，乏力，纳差，眠可，大便质可、每日1次，小便正常。舌质紫暗，苔白腻，脉沉滑。

根据患者体质情况以及症状表现、检查结果，此病案中医诊断为痹证，辨证为阳气亏虚、痰瘀痹阻，西医诊断为双膝关节骨性关节炎。治则：补益脾肾，化痰祛瘀。治疗如下。①针灸治疗：在双膝部取鹤顶、犊鼻（内、外膝眼），以40mm长毫针刺入穴位所在关节腔内，行平补平泻手法；足三里以40mm长毫针直刺，行补法；在胸腹部取肓俞、阴交、水分、气海、关元、中脘，以40mm长毫针直刺，行补法。诸穴位留针20分钟，留针期间脐周用艾盒灸20分钟。②穴位贴敷疗法：取延胡索、细辛、白芥子、甘遂，等量共研细末，用生姜汁调成糊状，贴敷于膝关节周围穴位上，6～8小时后取下，每周1次。③中药内服：用田氏独活寄生汤。独活15g，羌活15g，桑寄生10g，熟地20g，杜仲15g，牛膝15g，当归15g，川芎15g，桂枝10g，甘草6g。水煎服，每日1剂。

系统治疗1周后，患者自觉双膝关节疼痛减轻，乏力感较前减轻，继以益气温阳、化痰祛瘀通络之法，加刺下肢阴陵泉、三阴交，以长40mm毫针直刺，行平补平泻手法，诸穴留针20分钟，双膝周围加温针灸 20 分钟。每周针灸 2 次。

治疗 2 周后，患者疼痛症状有较大改善；后继续治疗 1 个月，双膝部疼痛明显改善。随访 6 个月，患者双膝部未再出现明显疼痛。

患者为中年女性，属阳虚体质，双膝关节疼痛半年余，田从豁教授结合病史，四诊合参，辨证为阳气亏虚、痰瘀痹阻，以补益脾肾、化痰祛瘀为法，针刺鹤顶、犊鼻、足三里、阴陵泉、三阴交等。田从豁教授对犊鼻位置的认识与一般观点有所不同，他认为犊鼻应在膝关节两侧，包括现在所谓的内膝眼、外膝眼，有通经活络、消肿止痛之功效。鹤顶在膝上部，髌底的中点上方凹陷处，有健膝消肿之功效。田从豁教授的经验效穴脐周四穴，可振奋元阳、祛除阴邪、交通阴阳、益肾壮骨，以补先天之本，扶正以祛邪。治疗过程中始终贯穿灸法，因灸能振奋阳气，通经活络，化瘀止痛。诸法合用，故取得良效。

七、结语

田从豁教授在治疗痹证时从本虚标实的病性入手，强调临证时重视标本兼治之法，以补益脾肾、祛瘀生新、通络止痛为治则；选穴用药上讲究配伍，取穴上注重局部与整体相配合，取穴精当，重用效穴；治疗方法上重视灸法，每获良效。

杨晓忱　赵　宏

中国针灸，2012，32（11）

田从豁教授形神并调治疗皮肤病特色经验总结

笔者有幸自 2008 年开始跟随田从豁教授学习，目睹田从豁教授临床上治疗皮肤病理精法活、治巧效良，融古法及当今各家之法于一炉，收益颇多。

田从豁教授重视皮损辨证，认为皮损局部为病邪癖滞最重处，治疗以泻法祛邪为主；全身气血、脏腑功能失调为发病之因，治疗以扶正调理为主；并且强调安神针法，重视医患的日常行为管理。现将田从豁教授治疗皮肤病的特色进行梳理，与同道分享。

一、形神同病的病机认识

田从豁教授强调，对于皮肤的病变，在考虑局部皮肤异常的同时，还要考虑气血功能的失调和精神因素的影响，即要有"形神同病"的思想。局部的病损，即为形的改变，多考虑与热、湿、火、毒、风等病邪的癖滞有关系。气血是人体维持各种功能的基本物质，因此，气血通利、营卫和调是生命功能活动正常的基本保障。皮肤位于人体的最外围，是人体防御外邪的第一道屏障，其卫外的作用与卫气的功能密切相关，其濡养的作用与营气的功能密切相关，因此，营卫不和是皮肤病的病机之一。气血失调是皮肤病发病的内因，具体分为两型：经气失调和脏腑功能失调。皮肤病患者多伴有心烦、急躁等症状，皮肤病与精神症状二者相互影响而形成恶性循环，因此精神因素在发病过程中也占有重要的地位。田从豁教授还强调，患者不良饮食起居等行为习惯给疾病的发生创造了条件并且延长了病程。

二、形神并调的辨证治疗特色

田从豁教授在用针灸治疗皮肤病时一般先处理局部皮损，再调整全身的功能，重视守神、安神的应用，并且强调医生与患者的日常调养。

（一）针对局部形变，用泻法祛邪

田从豁教授强调，皮肤病形变部位既是皮损处，又是病灶和治疗点，因为该处湿、热等病邪癖滞最重，影响到皮肤正常的功能，病邪不祛，则皮损难以祛除。田从豁教授的处理是先将患者的皮肤病损破坏掉，即祛除这些部位的湿热、癖血、腐秽等物，这样可以促进局部的气血运行，改善血液循环，促进病灶组织的新陈代谢，增强组织的自我修复能力，从而逐步改善皮损，治愈该病。

针对不同的病损特点，田从豁教授治疗时常选用不同的针具和刺灸法，以发挥不同的祛邪作用。常用的针刺方法有毫针围刺、点刺放血和火针点刺 3 种，一般选用毫针围刺和其他 1 种方法配合即可。点刺放血适用于局部红肿热痛明显的皮损；火针点刺适用于寒性皮损、增生严重的皮损、湿邪郁闭不出的皮损等。

（二）神变调理全身，以扶正固本

全身气血功能失调为皮肤病发病之因，田从豁教授临床常采用调和经气法和调理脏腑法。辨证应用时根据脉象来确定：对于脉象与局部皮损相符合的，考虑以经脉不通为主，选用调和经气法；对于脉象与局部皮损不相符合的，考虑以脏腑功能失调为主，选用调理脏腑法。

1. 调和经气法取穴

曲池、血海、足三里、三阴交。适用范围：荨麻疹、神经性皮炎、慢性湿疹、皮肤瘙痒症等以瘙痒为主症的气血不和、营卫失调患者。操作手法：1.5 寸毫针直刺，行平补平泻法。穴解：曲池、足三里分别为手、足阳明经之合穴，阳明经多气多血，二穴合用可调畅气血，曲池为大肠经合穴，肺与大肠相表里，肺主皮毛，故曲池又可调节肺卫的功能；血海属脾经，为足太阴经脉气所发，气血归聚之处，与曲池合用可调和营卫，清热活血；三阴交为足三阴经交会穴，亦可调阴血。本组穴位重在调畅气血，调和营卫。

2. 调理脏腑法取穴

背俞四穴，即膈俞、肝俞、脾俞、肾俞。适应范围：气血不和，脏腑不通之证。临床应用时不仅限于此四俞，可根据病情不同灵活加减背俞穴的脏腑俞。操作手法：膈俞、肝俞、脾俞用 1 寸毫针直刺或斜刺，肾俞用 1.5 寸毫针直刺或斜刺；肝俞、膈俞用平补平泻法，脾俞、肾俞用补法。穴解：气的升降浮沉依赖于肝的正常疏泄，因此选肝俞以疏肝理气，肝俞与血之会穴膈俞共奏调和气血之功；气血调和需建立在气血充盈的基础上，故辅以脾俞以健运脾胃化生气血，又用肾俞以加强元气的推动之力。四穴共奏协调脏腑、温健脾肾之功。

（三）重视精神因素，守神安神

田从豁教授在治疗时常会先取百会或大椎以守神，引导患者神情专注于所针之处，同时诱导患者入静，从而改变机体的功能状态，诱发循经感传，提高针灸疗效。另外，田从豁教授在取穴治疗时常加调神的腧穴，即镇静安神、理气养心以调心神而通经络、畅气血。这种方法在治疗皮损的同时调整了精神情志，使治形与治神相结合，临床应用可事半功倍。

常用穴位：大椎、百会、神门、心俞、神庭、印堂、迎香。操作手法：大椎以1.5寸毫针向下沿皮平刺，印堂以1寸毫针平额头向下平刺至鼻骨，有沉重感效果佳，余穴用1寸毫针直刺或平刺，平补平泻。穴解：取心经之原穴神门来通腑清心使邪有去路，并可止痒，配以心俞可养心安神止痒。取督脉穴神庭、百会可调节督脉经气，宁神安脑。迎香是手阳明大肠经穴，为手、足阳明经之会，能调两经的经气，使气血足而息调神静。诸穴合用，使神宁心安，气调痒止。

（四）医生养心，患者养身

田从豁教授强调，针灸操作是以医生之神调动患者之神的过程，作为医生，要沉稳专注，善用"心力"。为做到这两点，田从豁教授要求针灸医生平时多练习"心力"，即将自身的气和意用在持针的手上。练针时医生首先要精神集中，同时让力量从丹田发出，沿胸部、肩部、上臂、前臂，到达手指。同时针灸医生在治疗时要态度和蔼，动作轻柔并自信，以安患者之神。

对于患者而言，田从豁教授强调要重视日常调摄，修养身体。包括减少刺激性食物和药物的摄入，保持情绪平稳，增加运动量，不熬夜等，治疗时要对医生信任，并充分配合，放松体位，与医生互动，以求得最大的治疗效果。

三、验案举隅

患者，男，35岁，2012年8月28日初诊，主诉：眼、耳、手背多处皮疹伴瘙痒1年。现病史：因长期工作紧张，思虑过度，1年前开始在眼睑部及耳郭边缘局部出现瘙痒。现双上眼睑瘙痒难耐，在耳垂及双手背亦分布多处皮损。病灶皮肤均已干燥坚硬，周部增厚，呈苔藓样改变。睡眠欠佳。舌淡红，苔白，脉弦。诊断：神经性皮炎（血虚风燥）。针灸：先以火针点刺局部增厚、呈苔藓样改变处，后用大椎放血拔罐，放血约 5ml；针刺取百会、风门、膈俞、肝俞、脾俞、曲池、足三里、三阴交，用泻法，留针 20 分钟。嘱患者每天 12 点前入睡。

2012 年 8 月 31 日复诊，经第 1 次治疗后，患者即感局部痛痒明显好转，继续局部火针点刺及针刺治疗。此后每周治疗 2 次，经治疗 10 次后，皮肤瘙痒已除，增厚的苔藓样改变逐渐消退，皮损处周围长出正常皮肤。随访 1 年，未复发。

本例患者因长期情志不遂加之思虑过度，肝失条达，脾失健运，渐至肝血不足，气机不畅，营卫不和，虚风夹热上扰，出现以面部少阳经循行部位为主的皮肤干燥、增厚，症状以痒为主。考虑肝脾不调，血虚风燥。田从豁教授在病变局部采用火针针刺，破坏掉局部坚硬的皮损；在大椎刺血拔罐，以清泻上犯之风热之邪。同时调理脏腑功能，取膈俞、肝俞、脾俞疏肝理脾，养血活血；取曲池、风门调和营卫，祛风清热，活血止痒；取足三里、三阴交调畅中焦，固本生血；取百会宁神止痒。治疗后痒症很快缓解，局部增厚的皮损逐渐变薄，触之较前柔软。后坚持每周 2 次的火针加针刺治疗，皮损逐渐修复。经局部治疗及全身调理，皮损明显好转。同时患者加强日常生活管理，预后较好。

四、结语

田从豁教授从多年的临床经验出发，认为针灸治疗湿疹、荨麻疹、痤疮等皮肤疾病，均可起到满意的疗效。一般针对局部病损处的不同形态的病变，根据情况采用毫针围刺、火针点刺、梅花针叩刺等方法，可直达病所，泄邪通滞，立竿见影；并通过不同的腧穴组合调理全身的经气及脏腑功能，扶正治本；强调调心神的作用并重视患者生活方式的调养，达到形神并调的目的。以上疗法可以有效缓解皮肤的痒、痛、麻等不适症状，值得临床推广应用。但对于皮损范围广泛且全身状态较差的患者，尚需合并药物治疗。

杨 涛

环球中医药，2017，10（3）

田从豁教授针药并用治疗妇幼疾病的临床经验

在临床中，田从豁教授强调辨证施治，注重理、法、方、穴、术，主张当针则针，当药则药，或针药并用，同时灵活运用灸、罐、刺血、刮痧、贴敷等各类中医内、外治法，心身同调，扶正与祛邪并重，临床上治疗呼吸、免疫、皮肤、脑病等内、外、妇、儿各科疾病均有较好的疗效。笔者曾有幸跟师学习年余，受益良多，现将田从豁教授针药并用治疗妇、儿科疾病的病案及个人体会介绍如下，以飨同道。

一、幼儿体虚，易感发热

患儿，男，15个月，因发热1日，于2011年5月24日初诊。患儿自出生后7个月起，数次外感发热，前日下午3点左右出现发热，初起体温39.4℃，最高达40℃。流涕，纳差，寐尚安，大便1日未行，曾服2次退烧药。双手指纹青筋过风关。诊断：外感风寒。治以疏风散寒，处方如下。①针灸治疗。挑刺风关，颈背刮痧。②药物治疗。藿香6g，佩兰3g，板蓝根10g，生石膏15g（先煎），薄荷3g，防风3g，焦神曲10g，菊花3g。3剂，水煎日服2次。当日热退而愈。

2011年10月18日，患儿因发热1日再次来诊，最高体温38.3℃。流涕，咳嗽有痰，双手指纹青筋过风关。诊断：风热犯肺。治法同前，处方如下。①针灸治疗。挑刺风关、四缝，快针定喘、风门，颈背刮痧。②中药治疗。复方鲜竹沥液，每次服1支（20ml），每日3次。随访愈。

2012年1月10日，患儿再次因发热来诊，诉前晚体温38.8℃。流涕，咽赤，咳嗽、无痰。病机治法同前，处方如下。①针灸治疗。点刺风关、风池、大椎，背部刮痧。②中药治疗。板蓝根10g，薄荷3g，防风6g，菊花6g，桑叶6g，藿香6g，杏仁6g，生石膏10g（先煎），桔梗6g，辛夷6g，生甘草6g，浙贝母6g。5剂，水煎，日服2次。③建议日常贴身穿姜汁背心（以鲜生姜60g煮水，棉背心浸渍5～10分钟后阴干），平时不发热时服用玉屏风散（1次半袋，每日2次）。

患儿自出生后7个月起，数次外感发热，未伴抽搐惊厥。至今来诊3次，每次皆一诊而愈。第1次诊断为外感风寒。从针灸处方来看，田从豁教授治以疏风散寒，施以风关挑刺。风关为手太阴气脉所在，治法宜刺其结上，因势而解，热随血出（但不强求出血）；大椎统领一身之阳，合风池调枢机，使外邪从少阳而出；风门、定喘宣肺止咳。此例取穴少而精，快针不留针，合"刺诸热者，若以手探汤""浅内而疾发针"之说。颈背部刮痧，振奋表阳，祛邪外出，使疾在上者，从上而解。挑刺四缝，消积于内，为釜底抽薪之用。

从方剂处方来看，首次中药处方清热宣肺，标本同治，兼护中州，构方轻灵。虽有高热咳嗽，不用苦寒直折，而以石膏之辛甘大寒宣热外达，合板蓝根一清一透，另用防风从三阳解表，疏风开泄，配以薄荷、菊花，二药轻清，于上焦一升一降，通利咽喉之气。二诊时兼有痰热，故取复方鲜竹沥液予之，以清热解表，止咳化痰。三诊时兼有鼻塞、咳嗽、咽赤，故以桔梗甘草汤利咽，加辛夷、浙贝母通肺之上窍，宣肃肺气。此外，田从豁教授十分注重顾护脾胃生气，根据人体血气节律与天人相应的自然规律，春夏配以藿香、佩兰芳香醒脾，焦神曲化积，顺气于内，合春夏养阳之法；天寒佐以桑叶、菊花润燥，应秋冬养阴之意，故每应手而愈。

同时，此例幼儿约每3个月发热1次，为调理其易感体质，田从豁教授采用内服与外用并举之法，内服中药玉屏风散，配合贴身穿姜汁背心。患儿年幼娇柔，脏气轻灵，故以药为衣，取鲜姜煨熟性暖，走守兼顾，外可振奋太阳经和督脉，内又温中降逆。随访患儿未再有发热等症，食欲亦较前转佳。

二、产后情绪障碍

患者，女，34岁，因产后性情改变而急躁易怒近4年，于2011年11月1日来诊。患者自4年前产后大出血后，自觉性情改变，较前明显急躁，且易发怒，自诉每因小事即可发作，怒时自觉疯狂，心中有强烈攻击倾向，需要强忍及自我隔离。发作后伴随情绪低落，泪下不已，逆气，纳呆，周身倦怠不适。平素上睑沉重，乏力，头晕头痛，颈项、腰背不适，胃胀嗳气，不知饥饱，入睡困难，多梦。大、小便正常，月经周期基本正常，量少，但行经时以上症状明显加重。舌体小，边尖红甚，苔薄黄少津，脉沉弦细缓，右一倍于左，左寸隐隐，浮细，上鱼际内。诊断：神经衰弱（血虚肝旺）。治以养血平肝潜阳，处方如下。①针灸治疗。取穴大椎（沿经透刺1.4寸）、安眠（水平对刺0.8寸）、颈夹脊（水平对刺0.8寸）、百会（浅刺0.3寸）、印堂（沿皮下平刺0.3寸）、神庭（向上刺0.3寸）、期门（向上刺1寸）、巨阙（向上斜刺1寸）、中脘（向上直刺1寸）、肓俞（向上直刺1寸）、归来（向下斜刺1.3寸）、地机（直刺1寸）、足三里（向上斜刺1.3寸）、三阴交（向上斜刺1.3寸）、神门（直刺0.5寸）。腹部加灸盒，留针30分钟，起针后背部刮痧，范围为督脉、膀胱经，自上而下，自中线向两边，以局部皮肤微红为度。②中药治疗。当归15g，白芍10g，醋柴胡10g，茯苓15g，炒白术15g，薄荷6g（后下），生地15g，熟地15g，山萸肉10g，泽泻10g，山药10g，淡竹叶6g，竹茹6g，陈皮10g，法半夏6g，甘草10g。7剂，水煎服，日2次。

患者每周来诊1次，连续治疗2次后诉针灸、刮痧后症状可明显改善约3日，诸症若失，第3日起稍有反复。三诊时舌苔已不黄，脉仍沉细明显。1个月后第四诊，其家人说其性格变化明显，与原先判若两人，继续同法治疗2次后诸症若失，无再犯。经年之疾，6周而愈。嘱其平素常服天王补心丹合八珍丸调理体质。

此例患者基本病机为血虚肝旺。患者4年前产后大出血，此后性格便有改变，一旦劳累或是行经期间，就十分容易激惹，且有过激行为，其实是血虚之后，阴不敛阳，虚阳浮越。该患者的肝火症状相对隐匿，发作时难控制，而发作后虚弱感明显。木气本虚，金气相乘，所以泪下不已；土气反侮，故而逆气纳呆。因为血为生身之本，足步、目视皆需耗血，女子行经更是肝血亏耗的过程，所以患者在劳累和行经时症状加重。根据《素问·金匮真言论》记载，肝之俞在颈项，肝经清阳不升，故头晕头痛，颈项不舒，腰背不适；肝气横逆犯脾，则乏力，胃胀嗳气，不知饥饱；舌体小为心血不足；血不足则神不安，故而入睡困难、多梦。

用大椎通阳于表，肓俞温阳于里，百会统阳于上；颈夹脊疏通颈项经络气血；心肝不足，相火循经上扰，故用安眠引虚火下达；百会、印堂、神庭从督脉潜降，引阳入阴；神门、期门、巨阙安神定志，解梦除烦；中脘、肓俞、归来在腹部，加灸盒，从生化之源培补气血，沟通阴阳；地机、足三里、三阴交，助血气通达交灌。留针30分钟，起针后背部刮痧，一是振奋督脉以调节其蓄灌功能，二是宽胸散结理气以利其生血。

中药以逍遥散为主方合养阴之品，其中当归、白芍养血，茯苓、白术守中，柴胡轻剂解郁，薄荷宣透，六药相合，二入气，二走血，二守中，再两两相配，便走三焦。此方行气养血，彻上彻下，可内可外，且无明显寒热偏性。以柴胡和解少阳之枢，当归、白芍酸甘化阴和肝之体，同时兼顾了肝的阴阳二性。

愈后嘱患者常服天王补心丹调理体质，是针对其肝血不足之本体，方中酸枣仁、当归养肝血；地黄及二冬培下元真阴，滋水涵木；党参守中益气；丹参护心脉；玄参清虚火；远志引肾水上济，交通阴阳，补水宁心。再合八珍丸，补后天之本以助气血生化之源。

三、慢性复发性扁桃体溃疡

患者，女，31岁，因反复咽痛2年余，于2011年12月2日来诊。患者2年前因咽痛，伴扁桃体脓性分泌物，于当地医院就诊，被诊断为"扁桃体溃疡"，口服消炎药（具体不详）后症状稍缓解，未愈。后病情反复发作，劳累、上火、着急、饥饿后及午后明显。刻下：咽部疼痛，吞咽痛，自觉有分泌物，面色青黄而暗，善太息，纳差，呃逆，大便干结，畏食生冷，月经规律，眠多，手足凉，下肢凉，小便正常。查体：咽后壁重度充血，淋巴滤泡显著增生，腭舌弓、腭咽弓充血红肿，边缘欠光滑，扁桃体狭长充血，无明显肿大，表面凹凸不平，散在多个2mm×1mm左右溃疡面，覆盖灰白色假膜。咽反射明显减弱。舌红瘦、边尖红、有齿痕，苔薄、黄腻、少津，脉弦软细数、重按渐无。诊断为慢性复发性扁桃体溃疡（中寒于内，虚火上炎）。治以回阳温里，养阴清热。处方如下。①针灸治疗。溃疡局部组织以钩针围挑刺至微出血，取穴大椎（沿经向下透刺1.2寸）、下关（直刺0.5寸）、风池（向对侧刺0.8寸）、上廉泉（向上直刺0.8寸）、廉泉（向上直刺0.8寸）、夹喉（向上直刺0.8寸）、合谷（直刺0.8寸）、巨阙（向上斜刺0.8寸）、肓俞（直刺1.3寸）、天枢（直刺1.3寸）、三阴交（直刺0.8寸）、太冲（直刺0.5寸），留针30分钟，脐周腹部加灸盒30分钟。②中药治疗。八月札10g，生地15g，竹叶10g，炒白术15g，茯苓15g，黄连6g，桔梗10g，黄芩10g，川芎10g，党参10g，玄参10g，柴胡10g，羌活10g，升麻10g，陈皮10g，干姜6g，甘草6g。14剂，水煎服，日2次。

　　2周后患者复诊，见口内扁桃体溃疡减小，未出现新发病灶，手足凉感减轻，大便排解较前利。舌黯瘦小、边有齿痕，苔薄白。针方同前。又2周后患者三诊，扁桃体溃疡基本愈合，其余诸症也基本消失。

　　此病例有明显的情志相关致病史及发作史，患者面色青黄而暗，神倦而性稍急躁，语速稍快，善太息，脉弦细软，其病与肝明显相关。此外，患者畏食生冷，手足冷，乃中寒于内，兼见肝、脾、肾三阴亏虚，格阳于上，虚阳循肝经所过至舌根咽腭部，不得出，聚灼血肉，故反复溃疡。此相火灼之，因虚致实，而见此证，虚实寒热错杂，病位在心、肝、脾、肾。

　　针灸治疗方而，田从豁教授首先针对溃疡局部组织以钩针围挑刺至微出血，然后再取穴刺之以综合治疗。大椎、风池通阳降火，是合"火郁发之""其高者，因而越之"之法。局部选穴采用下关、夹喉、上廉泉、廉泉，其中下关为胃经穴，上廉泉疏通经络，调之以实血肉；少阴肾根于涌泉，结于廉泉，此用廉泉则标本同治；夹喉在喉结旁开1寸处，左、右各1，疏经通络。合谷主治面口诸疾；巨阙养心安神，助虚火还纳；三阴交、太冲、天枢畅达肝气，坚阴厚土，镇冲降逆；肓俞温灸，重在回纳少阴真阳，以使火降水涵，土健如常，俾火生土，土生金，一气化源，精气一复，则外邪不侵。

　　中药治疗方而，田从豁教授以导赤散合柴芩温胆汤去半夏之燥，加生地养阴，川芎行血，黄连、黄芩清上焦火，玄参清浮游之相火，干姜守中助阳，党参、升麻托邪外出，并以竹叶、羌活领邪出气分而解。其中桔梗、甘草主治少阴咽痛，最终再以竹叶、八月札引上焦心火从小便而解。

四、总结

先贤有言，才不足以包乎所学之外，则其业不精；心不足以周乎所业之中，其业亦不精。笔者在跟诊田从豁教授过程中，每每看到老师治病不拘于针具、手法、灸法、罐法、方剂、食养等诸法，所治诸病均取得良好疗效。田从豁教授认为灵活应用这些方法是每个医生今后训练、发展及研究的方向。如本文一案中的以药为衣，二案中的内伤用刮痧，三案中的钩针及温灸，随病而妙用，其中精彩不能尽述。

朱　蕊

南京中医药大学学报，2015，31（6）

田从豁教授治疗特发性面神经麻痹经验

特发性面神经麻痹是指茎乳孔内面神经非特异性炎症导致的周围性面瘫，中医名为"口喎""口僻"或"吊线风"等，临床简称面瘫。该病临床较为常见，目前文献报道有关针灸治疗该病的方法包括针刺、艾灸、电针、火针、拔罐等，均有较好的临床疗效。田从豁教授在治疗特发性面神经麻痹方面方法独特，疗效显著，现介绍如下。

一、祛邪的同时注意扶正

田从豁教授认为，特发性面神经麻痹多因人体正气不足，脉络空虚，虚邪贼风乘虚而入，中于脉络而成。因此田从豁教授治疗本病除选用局部穴位外，还常加用大椎、足三里、三阴交、肓俞、气海等具有补益作用的穴位。

田从豁教授在针刺治疗的同时，重用灸法，灸法具有温补作用，对于特发性面神经麻痹急性期和恢复期均有祛风散寒、温经通络的作用，尤其在风寒型面瘫的治疗上，田从豁教授喜用灸法。

田从豁教授在中药上多用黄芪健脾补肺实卫，白术益气健脾，助黄芪培土生金，根据"血行风自灭"的思想，又多用当归、丹参、川芎等益气养血活血的药物。

二、分期治疗

特发性面神经麻痹多分为3个阶段：急性期，发病1~7天；恢复期，发病1周至1个月内；后遗症期，发病1个月以上。

目前针灸临床中对于特发性面神经麻痹分期治疗已基本达成共识。

田从豁教授在治疗该病时也注重分期治疗：急性期多浅刺、重用灸法，特别是对于风寒型以祛风寒、温经通络为主，对风热型多采用刺络放血拔罐方法以泄热；在恢复期以局部取穴为主，配合远端取穴；在后遗症期多采用透刺，适当增加刺激量，并对症取穴。面瘫后遗症期恢复不佳或出现面肌痉挛时，宜减少对局部穴位的刺激，改用芒针透刺或局部穴位贴敷面瘫膏，以疏通经络、缓急解痉。

三、多种针灸方法并用

田从豁教授在治疗特发性面神经麻痹时常根据患者的具体情况选用多种针灸方法治疗，常多用苇管灸患侧外耳道及隔姜灸面部穴位及足三里等以疏散邪气、固护正气；对于病程日久的血瘀型面瘫，除了苇管灸和隔姜灸以促进气血恢复以外，尚需结合穴位贴敷面部诸穴，以达到更好的效果；当兼夹瘀象时常选用内颊车刺血。除此之外，他还常结合拔罐、刮痧、梅花针叩刺等，以疏通经络，减少后遗症的发生。现将田从豁教授常用的针灸方法介绍如下。

苇管灸：最早记载于唐代孙思邈《备急千金要方·卷八》，书中言："以苇筒长五寸，以一头刺耳孔中，四畔以面密塞之，无令泄气，一头内大豆一颗，并艾烧之令燃，灸七壮差。"取直径约0.5cm、长约2cm的苇管1节，一段插入鸭嘴片状铁片，铁片上放置已捏紧成团（直径约1cm，长2cm）的优质艾绒，从远端点燃艾绒，将苇管放于外耳道中。急性期每日 1 次，每次 2 ~ 3 壮，时间 10 ~ 15 分钟；恢复期每周 2 ~ 3 次，每次 1 ~ 2 壮，时间约为 10 分钟。该疗法适用于各型面瘫，尤以风寒型面瘫及面瘫初期效果最佳。

隔姜灸：针刺后于面部阳白、太阳、下关、颊车等穴附近，贴上事先切好的厚度约为 2mm 的姜片，让助手手持艾条使用雀啄灸或回旋灸法，若患者有灼痛感可将姜片提起，使之离开皮肤片刻，旋即放下，再行灸治，以局部皮肤红润为度。时间约为 30 分钟，适用于面瘫初期及风寒型面瘫。

钩针放血：钩针由不锈钢材质制成，针长约 14cm，针体中间较粗，接近两端处较细，针头形成回钩，钩尖为三棱形。临床上常用其治疗一些慢性疾病导致的局部功能障碍、顽固性疼痛和急性感染性疾病。用钩针于内颊车处点刺 1 ~ 2 针，然后让患者用力吮，使针刺处出少量鲜血，然后啐出，每周 1 ~ 2 次。此法适用于血瘀型面瘫或病程较长、久治不愈者。

穴位贴敷疗法：将由马钱子、朱砂、蓖麻制成的面瘫膏贴敷于患侧阳白、四白、下关、地仓、颊车、翳风等穴位上，每次所取穴位一般不超过 4 个，24 小时后由患者自行摘除，隔日贴敷 1 次，10 次为 1 疗程。休息一周后再进行第 2 疗程。此疗法适用于血瘀型面瘫及病程长久的顽固性面瘫。

刺络放血拔罐：用 75% 的酒精消毒局部皮肤，用三棱针快速点刺，以皮肤红润稍有渗血为好，将火罐迅速拔在刺血部位，火罐吸着后，观察出血量多少，一般留罐 5 分钟，出血量多可适当减少留罐时间。此法多用于大椎，根据"菀陈而除之，出恶血也"的理论，此法适用于热证夹瘀者。

四、典型案例

患者，女，58 岁，主因"右侧口眼歪斜 1 个月余"于 2011 年 5 月 5 日就诊。患者 1 个月前吹风后出现右侧口眼歪斜，右眼闭合差，右耳后疼痛明显，于当地医院查头颅 CT 大致正常，曾口服激素、维生素治疗，症状无好转。现右侧口眼歪斜，右眼流泪较多，纳差，失眠，难以入睡，性情急躁，舌尖红，有齿痕，苔薄白，脉沉细。既往史：既往有高血压病史，现血压控制稳定在正常范围内。实验室检查：头颅 CT 大致正常。辨证为风寒阻络证。治法：针药并用，疏风散寒通络。治疗如下。

①针刺治疗。取穴翳风、攒竹、太阳、地仓、大迎、颊车、承泣、足三里、三阴交、大椎，留针 30 分钟，每周 2 次。②隔姜灸、苇管灸。每周 2 次。③中药治疗。黄芪 30g，炒白术 10g，防风 10g，地龙 10g，僵蚕 6g，威灵仙 10g，续断 10g，钩藤 15g，炒蒺藜 10g，当归 10g，川芎 10g，丹参 15g，牛膝 10g，羌活 10g，女贞子 10g。7 剂，水煎服，日 1 剂。

2011 年 5 月 19 日复诊，针后 2 周病情明显好转，仅余右侧眼睑下垂。针刺同前；中药上方加全蝎 3g，7 剂，水煎服，日 1 剂。

患者证属风寒袭络，故重用灸法。大椎为督脉及手、足三阳经交会穴，补之可鼓舞一身之阳；足三里为足阳明经之合穴，手、足阳明经为多气多血之经，合穴又为气血汇聚、旺盛之处，可调和气血；三阴交为足三阴经交会穴，可通调足三阴经之气。三穴合用以达补益气血之功效。面部诸穴，取之可促进经脉气血畅通，达到疏风、活血、通络牵正的作用。翳风与大椎相合，可和阳祛风，患者因正气不足，复感风寒，中于经络，故以苇管灸及隔姜灸以加强祛风散寒的作用。

患者为老年女性，正气不足，风邪乘虚而入，故应益气实卫、祛风通络。上药中黄芪"入肺补气，入表实卫，为补气诸药之最"（《本草求真》），取其善补脾肺之气，俾脾气旺则土能生金，肺气足则表固卫实；白术益气健脾，助黄芪培土生金。二者合用，既可补脾胃而助运化，使气血生化有源；又能补肺气而实肌表，使营阴循其常道，如此则邪不易内侵。防风、羌活走表而祛风邪，黄芪得防风则固表而不留邪，防风得黄芪，则祛邪而不伤正。地龙、僵蚕、威灵仙、钩藤、炒蒺藜共用可祛风通络；当归、川芎、丹参补血活血，有"血行风自灭"之效；患者失眠，难以入睡，情绪急躁，予牛膝、续断、女贞子补肝益肾。诸药合用共达疏风通络之功。复诊加全蝎，与僵蚕配伍形成牵正散，全蝎善于通络，僵蚕并有化痰之功，二者配伍祛风止痉。

特发性面神经麻痹临床发病率较高，针灸治疗此病历史悠久。田从豁教授在该病的治疗上，善用多种方法，且常在祛邪的同时注意扶正，根据该病的不同分期采用不同的针灸治疗方法，以达到治愈的目的。

韩 静 赵 宏

四川中医，2013，31（11）